放射性核素融合成像临床医师指南·PET/CT

Yong Du

PET/CT in Colorectal Cancer

结直肠癌 PET/CT

主　编　〔英〕杜　勇

主　译　庞　华　陈　跃　张　青

天津出版传媒集团

天津科技翻译出版有限公司

著作权合同登记号：图字：02-2020-290

图书在版编目(CIP)数据

结直肠癌 PET/CT / (英)杜勇(Yong Du)主编；庞
华,陈跃,张青主译. —天津：天津科技翻译出版有限
公司,2021.7
(放射性核素融合成像临床医师指南·PET/CT)
书名原文：PET/CT in Colorectal Cancer
ISBN 978-7-5433-4128-9

Ⅰ.①结… Ⅱ.①杜… ②庞… ③陈… ④张… Ⅲ.
①结肠癌–计算机 X 线扫描体层摄影–诊断学 ②直肠癌–计
算机 X 线扫描体层摄影–诊断学 Ⅳ.①R735.304

中国版本图书馆 CIP 数据核字(2021)第 128003 号

First published in English under the title:
PET/CT in Colorectal Cancer
edited by Yong Du
Copyright © Springer International Publishing Switzerland, 2017
This edition has been translated and published under licence from
Springer Nature Switzerland AG.
All Rights Reserved.

授权单位：Springer Nature Switzerland AG
出　　版：天津科技翻译出版有限公司
出 版 人：刘子媛
地　　址：天津市南开区白堤路 244 号
邮政编码：300192
电　　话：(022)87894896
传　　真：(022)87895650
网　　址：www.tsttpc.com
印　　刷：北京博海升彩色印刷有限公司
发　　行：全国新华书店
版本记录：710mm×1000mm　16 开本　5.25 印张　60 千字
　　　　　2021 年 7 月第 1 版　2021 年 7 月第 1 次印刷
　　　　　定价：48.00 元

(如发现印装问题,可与出版社调换)

译者名单

主　译

庞　华　陈　跃　张　青

译　者　（按姓氏汉语拼音排序）

陈　镜　重庆医科大学附属第一医院
陈　跃　西南医科大学附属医院
管丽丽　重庆医科大学附属第一医院
李梦丹　重庆医科大学附属第一医院
刘会攀　西南医科大学附属医院
庞　华　重庆医科大学附属第一医院
秦显莉　陆军军医大学新桥医院
陶　俊　重庆医科大学附属第三医院
田方芳　重庆医科大学附属第一医院
王　洁　重庆医科大学附属第一医院
王政杰　重庆医科大学附属第一医院
许　璐　重庆医科大学附属第一医院
张　青　陆军军医大学新桥医院
朱　艳　西南医科大学附属医院

编者名单

Gayathri Anandappa GI Unit, The Royal Marsden Hospital NHS Foundation Trust, London, UK

Svetlana Balyasnikova The Royal Marsden NHS Foundation Trust, London, UK

Gina Brown Department of Radiology, The Royal Marsden NHS Foundation Trust, London, UK

Yong Du, M.B.B.S., M.Sc., Ph.D., F.R.C.P. Department of Nuclear Medicine and PET/CT, Royal Marsden NHS Foundation Trust, London, UK

Ajith Joy Department of Nuclear Medicine and PET/CT, KIMS-DDNMRC, Trivandrum, India

Chenggang Li Warrington and Halton Hospitals NHS Foundation Trust, Warrington, UK

Arun Sasikumar Department of Nuclear Medicine and PET/CT, KIMS-DDNMRC, Trivandrum, India

Vera Tudyka The Royal Marsden NHS Foundation Trust, London, UK
Croydon University Hospital, Croydon, UK

中文版前言

PET/CT 是 PET 与 CT 的融合影像,在肿瘤个体化诊疗管理方面发挥着重要的作用。随着放射性药物的发展、核医学诊疗一体化的应用,PET/CT 在多种疾病的诊疗中发挥着越来越大的作用。

PET/CT 检查能够节省医疗开支、提高疗效、护航健康。2021 年《柳叶刀》最新报道,对 200 个国家癌症患者的相关研究表明,高收入国家癌症患者的 5 年生存率远高于中低收入国家。PET/CT 和 MRI 是高收入国家癌症患者具有较高的 5 年生存率的关键。PET/CT 等检查预期产生的健康和经济效益是相当可观的。

随着国内 PET/CT 的逐年增多,相关从业医师也越来越多。为此,我们组织国内 PET/CT 临床应用的一线专家,相继翻译了《放射性核素融合成像临床医师指南·PET/CT》丛书中的几个分册, 希望能够为临床医师应用 PET/CT 提供参考。

《放射性核素融合成像临床医师指南·PET/CT》丛书论述了 PET/CT 在各种疾病中的应用。其中《结直肠癌 PET/CT》详细论述了 PET/CT 显像原理、用于结直肠癌的放射性药物、PET/CT 在结直肠癌中的应用、PET/CT 的特征性表现及其局限性。此外,还提供了有关临床表现、诊断、分期、病理、管理和放射成像的信息。该书呈现了 PET/CT 在结直肠癌中的应用,可供核医学科和放射科医师、技师、技术人员和护士等参考阅读。

庞华　陈跃　张青

序　言

本丛书简明扼要地介绍了肿瘤患者 PET/CT 检查的临床适应证。

多模态成像技术的发展有利于对癌症患者进行更好的分期、针对性的管理和个体化的治疗。早期和准确的诊断总是有益的,PET/CT 可以获得治疗反应的明确信息,预测预后,并可指导治疗方案的制订和优化。

很巧的是,PET/CT 极大地受益于良好的靶/非靶比值的放射性核素标记探针。^{18}F-FDG 仍然是临床获益的基石,但大量的新探针无疑带来了益处。PET/CT 技术不断发展,其适应证和临床应用范围也不断扩大。现有的设备和数据处理技术提供了高通量和丰富的数据,促进了 PET/CT 技术的发展,同时患者耐受性好,患者和公众接受度也高。例如,PET/CT 也用于评估心脏疾病,重点是铷(Rb)标记和葡萄糖标记方面的研究。

其他成像方式(例如 MRI)在诊断恶性肿瘤方面已取得一定进展,但用放射性核素标记胆碱和小分子肽[例如,DOTATATE 和前列腺膜特异性抗原(PSMA)]的新型探针也已得到临床认可,使 PET/CT 成为诊断神经内分泌肿瘤和前列腺癌的重要工具。

肿瘤学界已经认识到 PET/CT 的应用价值,并为一些最重要的适应证提供了最新的诊断标准。例如,最近制订的对淋巴瘤患者进行 PET/CT 分期的 Deauville 标准,预计也将制订其他恶性肿瘤(例如,头颈癌、黑色素瘤和骨盆恶性肿瘤)的类似诊断标准。

本丛书是肿瘤 PET/CT 检查的快速指南, 同时也突显了 PET/CT 在肿瘤学中的优势。

Peter J. Ell, FMedSci, DR HC, AΩA
英国伦敦

前　言

PET/CT 和 SPECT/CT 融合成像结合最佳的功能和结构信息，可提供精准定位、疾病特征和诊断信息。有大量文献和证据支持 PET/CT 在癌症患者的肿瘤成像和管理中具有重要作用。有越来越多的证据支持和扩展了 SPECT/CT 检查的适应证，尤其是在骨骼疾病中的应用。

《放射性核素融合成像临床医师指南·PET/CT》丛书适用于临床医师、核医学科/放射科医师、放射科技师/技术人员，以及从事核医学工作并参加多学科会诊的护士。本丛书由许多来自不同国家的专家和学者共同编写，他们有一个共同的愿景：促进核医学在疾病诊疗中发挥更加重要的作用。

我们要感谢所有为本书做出贡献的顾问、作者和审稿专家，没有他们的努力，本书就不可能出版。同时感谢英国核医学学会(BNMS)成员的鼓励和支持，也非常感谢 Brian Nielly 博士、Charlotte Weston 博士、BNMS 教育委员会和 BNMS 理事会成员的热情和信任。

最后，我们要特别感谢业界对教育和培训的持续支持。

Gopinath Gnanasegaran

Jamshed Bomanji

英国伦敦

致　谢

　　丛书的合作者、编辑谨向英国核医学学会(BNMS)成员、患者、教师、同事、学生、业界人士及 BNMS 教育委员会成员表示衷心的感谢,感谢他们一直以来的支持和鼓励:

Andy Bradley

Brent Drake

Francis Sundram

James Ballinger

Parthiban Arumugam

Rizwan Syed

Sai Han

Vineet Prakash

目 录

结直肠癌PET/CT诊疗规范
分享阅读心得，提高诊疗技能

我们为正在阅读本书的你，提供了以下专属服务

读 书 笔 记

边学边记录结直肠癌诊疗要点，生成专属笔记

医 学 交 流 群

☑ 免费精彩直播课程　　　☑ 疑难病例分享交流

同类医学书推荐

精选优质医学书单，助力提高医术水平

微信扫码

添加智能阅读向导，获取专属医学服务

第 1 章
结直肠癌简介

Yong Du, Vera Tudyka

本章纲要

1.1 引言

    结直肠癌又称大肠癌,其在英国男性和女性常见肿瘤中均排第 3 位,男性发病率为 14%,女性发病率为 11%。2011 年,英国有 41 581 例大肠癌新发病例,是英国第二常见的癌症死亡原因,占所有癌症死亡人数的 10%。2010—2011 年,英格兰和威尔士大肠癌患者的 5 年总体生存率为 59%。大肠癌也是全球第三常见的癌症,2012 年确诊的新发病例超过 136 万例(占确诊肿瘤病例总数的 10%)[1]。

　　自 20 世纪 70 年代以来,在英国和欧洲其他地区,大肠癌的死亡率整体上有所下降,这可能是由于更早的发现和更好的治疗方案。在过去的 10 年中,欧洲结直肠癌患者的年龄标准化死亡率在男性中下降了 15%,在女性中下降了 12%。尽管如此,大肠癌的负担和死亡率仍然很高,进一步提高诊断的准确性,特别是肿瘤的 TNM 分期及对生物学特性描述的准确性,对多学科综合治疗协作组(MDT)选择更好的治疗方法至关重要。除了 CT、超声和 MRI 等传统形态学成像方式外,^{18}F-FDG PET/CT 在结直肠癌优化管理的几个关键领域中也发挥着重要作用。

1.2　流行病学

- 在北美洲、澳大利亚、新西兰和欧洲西部发病率最高。
- 在非洲、亚洲和南美洲发病率最低。
- 西方第三常见的恶性肿瘤。
- 西方第二常见的癌症死亡原因。
- 结肠癌的男女发病比例为 1.2:1。
- 直肠癌的男女发病比例为 1.4:1。
- 发病高峰年龄为 60~70 岁。
- 终身患病风险为 3%~5%。
- 病灶部位
  - 分布:直肠 30%,结肠 70%。
  - 结肠内分布:盲肠 16%,升结肠 16%,肝曲 7%,横结肠 8%,脾曲 5%,降结肠 6%,乙状结肠 42%。
  - 右侧结直肠癌发病率增加(内镜检查不易进入,病灶多为平坦型)。
  - 同时性结直肠癌:4%~5%[1,2]。

1.3　病因/风险因素

- 95%为散发性,5%为家族性/遗传性:家族性腺瘤性息肉病(FAP)、Gardner 综合征、Peutz-Jeghers 综合征和遗传性非息肉性结直肠癌(HNPCC)。
- 吸烟、酗酒。
- 肥胖。
- 西式饮食。
- 年龄>50 岁。

- 腺瘤病史。
- 结直肠恶性肿瘤史。
- 家族史：一级亲属患该病，则发病风险增加 2~3 倍。
- 炎性肠病（克罗恩病、溃疡性结肠炎）[3,4]。

1.4 临床表现/症状和体征

约 30% 的结直肠癌是在对无症状个体进行筛查时发现的。大多数有症状的患者表现为慢性症状。约 16% 的结肠癌患者出现急性症状，主要表现为需要紧急手术的阻塞性症状。

- 最常见的慢性症状和体征
  - 便血或黑便。
  - 腹痛。
  - 缺铁性贫血。
  - 排便习惯改变。

临床表现与肿瘤的位置有关。右侧结肠肿瘤很少表现为阻塞性症状，因为右侧结肠相对较宽，近端结肠的粪便仍是液状。便血在远端结肠肿瘤中较常见，缺铁性贫血在右侧结肠肿瘤中常见，但多数无明显便血。腹痛通常与结肠或直肠肿瘤部位无关。腹痛可能是由于（部分）梗阻肿瘤向周围器官的内部生长致穿孔，继而引起腹膜炎。直肠癌可引起里急后重或肛周疼痛等症状[3,4]。

1.5 诊断

- 结直肠癌筛查方法[5]
  - 粪便隐血试验（FOBT）。
  - 钡剂灌肠 X 线检查。
  - 纤维乙状结肠镜检查。
  - 结肠镜检查。
  - CT 结肠成像。

对于（疑似）结直肠癌患者，检查时应充分考虑患者的基础疾病和身体状况。如果患者身体条件不允许，不能进行手术或姑息性化疗，不应考虑行进一步的检查[6]。结肠镜检查的出血风险为 1.64/1000，穿孔风险为 0.85/1000，而 CT 检查的风险与造影剂和辐射有关[7,8]。

1.5.1 粪便隐血试验(FOBT)

- 使用愈创木酯法或免疫化学法检测粪便中的微量血液。
- 专为家庭使用而设计。
- 检测敏感性较低。
- 依从性较低(60%)。
- 成本低。

1.5.2 钡剂灌肠 X 线检查

- 检测率较低,即使对于直径>10mm 的病灶。
- 患者耐受力下降。
- 其已不再适用于结直肠癌的筛查,取而代之的是更精确的筛查工具,例如,结肠镜检查、CT 结肠造影。

1.5.3 纤维乙状结肠镜检查

- 可视范围覆盖了结直肠癌最常见的部位(70%发生在左侧结肠)。
- 无须镇静。
- 无须广泛肠道准备。
- 可行活检和息肉切除术。

1.5.4 结肠镜检查

- 可观察全结肠至盲肠。
- 多数情况下需麻醉。
- 需肠道准备。

结肠镜检查被认为是诊断大肠病变的金标准。结肠镜可观察全结肠,可以排除息肉和其他病变。在结肠镜检查期间,可取活检用于组织病理检查,同时可在病变处做标记,使病变部位在腹腔镜手术中更易于被识别。但有些情况下,患者可能无法完成结肠镜检查,如不能耐受检查、无法完成必要的肠道准备或有肠梗阻等。在这些情况下,CT 结肠造影可作为结肠镜检查的替代方案[8,9]。

1.5.5 CT 结肠造影

CT 结肠造影敏感性高达 96%,对直径≥10mm 的病变敏感性与结肠镜检查相当。这种成像方法的缺点在于不能进行组织活检和息肉切除术。在多达 30%的病例中,CT 结肠造影检出的病变后续需要进行结肠镜检查[10-14]。

CT 结肠造影对于识别直径<5mm 的病变缺乏准确性。因此,CT 结肠造影不太适合肠癌或腺瘤高风险的患者,因其可能漏诊较小的病变。但是,对于无法耐受结肠镜检查并发症(例如,需要再次干预或手术的穿孔或出血)的年老或体弱患者,CT 结肠造影是首选的筛查工具[10-14]。

1.6 分期/辅助检查

分期旨在将结直肠癌分为预后良好和预后不良。预后不良的肿瘤具有较高的局部复发和远处转移的风险,可能从(新)辅助治疗和扩大切除术中受益。术前分期包括确定肿瘤本身的预后特征以及预期对(远处)转移的检测(表 1.1)。

结直肠癌的分期涉及不同的影像学检查。

1.7 结肠癌分期

推荐使用 CT 对结肠癌进行分期。CT 用于鉴别 T3 亚型预后不良的肿瘤。尽管目前新辅助治疗仅用于临床试验,但这些患者可能会从中受益。CT 对肿瘤远处转移的检测准确率高达 95%。但 CT 无法识别淋巴结转移。以 CT 图像上测量的淋巴结大小作为恶性肿瘤的预测指标是不准确的[7,15,16]。

表 1.1 结直肠癌的预后特征

预后良好	预后不良
T1、T2、T3a~b	T3c~d、T4
N0	N1~2
M0	M1
EMVI 阴性	EMVI 阳性
CRM 阴性	CRM 阳性

要点

- 结直肠癌是全球第三常见的癌症,2012 年确诊的新发病例超过 136 万例。
- 在北美洲、澳大利亚、新西兰和欧洲西部发病率最高。
- 在非洲、亚洲和南美洲发病率最低。
- 病灶部位分布:直肠 30%,结肠 70%。

- 结肠内分布：盲肠 16%，升结肠 16%，肝曲 7%，横结肠 8%，脾曲 5%，降结肠 6%，乙状结肠 42%。
- 约 30%的结直肠癌是在对无症状个体进行筛查时发现的。
- 最常见的慢性症状和体征包括便血或黑便、腹痛、缺铁性贫血和排便习惯改变。
- 结直肠癌筛查方法有多种：粪便隐血试验、钡剂灌肠 X 线检查、纤维乙状结肠镜检查、结肠镜检查和 CT 结肠成像。
- 对于(疑似)结直肠癌患者，检查时应充分考虑患者的基础疾病和身体状况。
- 结肠镜检查被认为是诊断大肠病变的金标准。结肠镜可观察全结肠，并可以排除息肉和其他病变。
- CT 结肠造影敏感性高达 96%，对直径≥10mm 的病变敏感性与结肠镜检查相当。
- CT 结肠造影对于识别直径<5mm 的病变缺乏准确性。因此，CT 结肠造影不太适合肠癌或腺瘤高风险的患者，因其可能漏诊较小的病变。
- 推荐使用 CT 对结肠癌进行分期。CT 用于鉴别 T3 亚型预后不良的肿瘤。

参考文献

1. Jemal A, Bray F, Center MM, Ferlay J, Ward E, Forman D. Global cancer statistics. CA Cancer J Clin. 2011;61(2):69–90.
2. Benedix F, Kube R, Meyer F, Schmidt U, Gastinger I, Lippert H, Colon/Rectum Carcinomas (Primary Tumor) Study Group. Comparison of 17,641 patients with right- and left-sided colon cancer: differences in epidemiology, perioperative course, histology, and survival. Dis Colon Rectum. 2010;53(1):57–64.
3. Majumdar SR, Fletcher RH, Evans AT. How does colorectal cancer present? Symptoms, duration, and clues to location. Am J Gastroenterol. 1999;94(10):3039.
4. Moiel D, Thompson J. Early detection of colon cancer-the kaiser permanente northwest 30-year history: how do we measure success? Is it the test, the number of tests, the stage, or the percentage of screen-detected patients? Perm J. 2011;15(4):30–8.
5. Logan RF, Patnick J, Nickerson C, Coleman L, Rutter MD, von Wagner C, English Bowel Cancer Screening Evaluation Committee. Outcomes of the Bowel Cancer Screening Programme (BCSP) in England after the first 1 million tests. Gut. 2012;61(10):1439–46.
6. Kaminski MF, Regula J, Kraszewska E, et al. Quality indicators for colonoscopy and the risk of interval cancer. N Engl J Med. 2010;362(19):1795–803.
7. Bipat S, Glas AS, Slors FJ, Zwinderman AH, Bossuyt PM, Stoker J. Rectal cancer: local staging and assessment of lymph node involvement with endoluminal US, CT, and MR Imaging a meta-analysis. Radiology. 2004;232(3):773–83.
8. Rabeneck L, Paszat LF, Hilsden RJ, et al. Bleeding and perforation after outpatient colonoscopy and their risk factors in usual clinical practice. Astroenterology. 2008;135(6):1899–906. 1906
9. Barret M, Boustiere C, Canard JM, et al. Factors associated with adenoma detection rate and

diagnosis of polyps and colorectal cancer during colonoscopy in France: results of a prospective, Nationwide survey. PLoS One. 2013;8(7):e68947.

10. Pickhardt PJ, Hassan C, Halligan S, Marmo R. Colorectal cancer: CT colonography and colonoscopy for detection systematic review and meta-analysis. Radiology. 2011;259(2): 393–405.

11. Pullens HJ, van Leeuwen MS, Laheij RJ, Vleggaar FP, Siersema PD. CT-colonography after incomplete colonoscopy: what is the diagnostic yield? Dis Colon Rectum. 2013;56(5):593–9.

12. Halligan S, Altman DG, Taylor SA, et al. CT colonography in the detection of colorectal polyps and cancer: systematic review, metaanalysis, and proposed minimum data set for study level reporting. Radiology. 2005;237(3):893–904.

13. Atkin W, Dadswell E, Wooldrage K, et al. Computed tomographic colonography versus colonoscopy for investigation of patients with symptoms suggestive of colorectal cancer (SIGGAR): a multicentre randomised trial. Lancet. 2013;381(9873):1194–202.

14. Regge D, Laudi C, Galatola G, et al. Diagnostic accuracy of computed tomographic colonography for the detection of advanced neoplasia in individuals at increased risk of colorectal cancer. JAMA. 2009;301(23):2453–61.

15. Dighe S, Blake H, Koh MD, et al. Accuracy of multidetector computed tomography in identifying poor prognostic factors in colonic cancer. Br J Surg. 2010;97(9):1407–15.

16. Dighe S, Purkayastha S, Swift I, et al. Diagnostic precision of CT in local staging of colon cancers: a meta-analysis. Clin Radiol. 2010;65(9):708–19.

第 2 章
结直肠癌的病理学

Chenggang Li

本章纲要

　　结直肠癌是发达国家最常见的恶性肿瘤之一。在英国,结直肠癌约占所有已登记癌症病例的 10%,死亡率仅次于肺癌,其发病率似乎仍在上升。结直肠癌的发病高峰年龄为 60~79 岁,在 50 岁之前发病的病例<20%。结直肠癌的危险因素包括不健康的饮食习惯、肥胖和缺乏运动[1,2]。

2.1 结直肠癌的组织学分类

　　约 25%的结直肠癌发生在盲肠和升结肠,11%发生在横结肠,6%发生在降结肠,58%发生在直肠和乙状结肠。组织学上,结直肠癌通常由高柱状细胞组成,但常侵入黏膜下层、固有肌层或其他部位。少数肿瘤病灶能产生大量的细胞外黏蛋白,也可能表现为低分化、无腺体的实体肿瘤,而神经内分泌分化、印戒细胞或鳞状分化的肿瘤病灶较少见。

　　结直肠癌可伴有间充质炎症和纤维化等明显的去肿瘤间质反应,导致大多数结直肠癌病灶质硬、固定[3]。

　　所有结直肠癌都始于原位病变;随后它们将演变成不同的形态模式。近端结肠肿瘤多呈息肉状、外生性肿块,沿盲肠和升结肠的壁延伸,很少引起阻塞。左侧结肠癌往往为环形病变,容易导致肠道狭窄。结直肠癌可分为以下几种组织学类型。

- 腺癌:这是结直肠癌最常见的类型;98%的结直肠癌是腺癌。根据腺管或腺体成熟的程度,可以将腺癌分为 3 级。

Ⅰ级肿瘤为高分化,占 15%~20%,大多数肿瘤形成分化完全的小管或腺体,类似于腺瘤性病变。

Ⅱ级肿瘤为中分化,占 60%~70%,腺管数量介于Ⅰ级和Ⅲ级肿瘤之间。

Ⅲ级肿瘤为低分化,占 15%~20%,肿瘤形成扭曲小管或无腺管形成。

- 印戒细胞癌:是腺癌的一种类型,>50%的肿瘤细胞是印戒细胞。这种类型的癌症容易发生转移,预后不良。
- 黏液腺癌:占结直肠癌的 10%,是腺癌的变体,>50%的肿瘤由细胞外黏蛋白组成。
- 小细胞癌:占结直肠癌的比例<1%,这是一种神经内分泌癌。
- 未分化癌:罕见,没有腺体结构或其他特征来表示明确的分化。
- 鳞癌和腺鳞癌:这些肿瘤在结直肠中是非常罕见的。
- 淋巴瘤:占胃肠道恶性肿瘤的 1%~3%。偶发性 B 细胞淋巴瘤是最常见的形式。这些肿瘤来源于黏膜相关淋巴组织(MALT)。
- 类癌:在结直肠中不常见。直肠类癌很少发生转移,但结肠类癌往往具有侵袭性,因为它们是神经内分泌细胞起源,可分泌多种胺或肽[1,3,4]。

2.2 TNM 分期

在英国有两种结直肠癌的分期系统,即 TNM 分期和 Duke 分期。这些分期系统适用于经组织学证实的结直肠癌。以下 TNM 分期是基于国际抗癌联盟(UICC)第 7 版《TNM 分期系统》[5]。

Tx,原发肿瘤无法评估。

T0,无原发肿瘤证据。

Tis,原位癌,局限于上皮内或侵犯黏膜固有层。

T1,肿瘤侵犯黏膜下层。

T2,肿瘤侵犯固有肌层。

T3,肿瘤穿透固有肌层到达浆膜下层,或侵犯无腹膜覆盖的结直肠旁组织。

T4,肿瘤直接侵犯其他器官或结构,伴或不伴脏腹膜穿孔。

T4a,肿瘤穿透脏腹膜。

T4b,肿瘤直接侵犯其他器官或结构。

Nx,区域淋巴结无法评估。

N0,无区域淋巴结转移。

N1a,有 1 枚区域淋巴结转移。

N1b,有 2~3 枚区域淋巴结转移。

N1c,肿瘤播散形成卫星灶,但无区域淋巴结转移。

N2a,有 4~6 枚区域淋巴结转移。

N2b,有 7 枚及以上区域淋巴结转移。

Mx,远处转移无法评估。

M0,无远处转移。

M1a,远处转移局限于单个器官。

M1b,远处转移分布于一个以上的器官或腹膜转移。

2.2.1 Duke 分期

A 期:肿瘤局限在固有肌层,无淋巴结转移。

B 期:肿瘤穿透固有肌层,但不伴淋巴结转移。

C1 期:有淋巴结转移,但尚未累及最高群淋巴结。

C2 期:最高群淋巴结受累。

D 期:组织学证实的远处转移[3]。

2.2.2 预后因素

结直肠癌最重要的预后指标是诊断时肿瘤的范围、TNM 分期和 Duke 分期。无论使用哪种预后评估系统,患者的 1 年、5 年和 10 年生存率与手术切除时的疾病分期密切相关。只有通过手术探查和病理检查确定扩散程度后,才能准确进行分期。

• 肿瘤分级:肿瘤分化程度越高,预后越好。分化不良预示着淋巴结转移疾病。

• TNM 和 Duke 分期:分期越高,预后越差。

• 硬膜外静脉侵犯:肿瘤浸润黏膜下或硬膜外淋巴或静脉间隙是淋巴结或远处转移重要的危险因素。肝是最常受累的脏器。

• 淋巴结转移:有淋巴结转移患者的生存率明显低于无淋巴结转移患者。

• 免疫组织化学或微卫星不稳定性(MSI)检测错配修复状态:如果异常,提示预后不良。

• K-RAS 突变:如果存在 K-RAS 突变,则不应使用抗-EGFR 药物,例如,西妥昔单抗(Erbitux)和帕尼单抗(Vectibix),因为它们的效用无法发挥[1,3,5]。

要点

- 结直肠癌是发达国家最常见的恶性肿瘤之一。

- 约 25% 的结直肠癌发生在盲肠和升结肠，11% 发生在横结肠，6% 发生在降结肠，58% 发生在直肠和乙状结肠。

- 组织学上，结直肠癌通常由高柱状细胞组成，但常侵入黏膜下层、固有肌层或其他部位。

- 所有结直肠癌都始于原位病变；随后它们将演变成不同的形态模式。

- 近端结肠肿瘤多呈息肉状、外生性肿块，沿盲肠和升结肠的壁延伸，很少引起阻塞。

- 左侧结肠癌往往为环形病变，容易导致肠道狭窄。结直肠癌可分为数种组织学类型。

- 腺癌：这是结直肠癌最常见的类型；98% 的结直肠癌是腺癌。

- 结直肠癌最重要的预后指标是诊断时肿瘤的范围、TNM 分期和 Duke 分期。

- 无论使用哪种预后评估系统，患者的 1 年、5 年和 10 年生存率与手术切除时的疾病分期密切相关。

参考文献

1. Mills SE, editor. Sternberg's diagnostic surgical pathology. 4th ed. Baltimore: Lippincott Williams & Wilkins, 2004.
2. Fenoglio-Preiser CM, editor. Gastrointestinal pathology. 3rd ed. Baltimore: Lippincott Williams & Wilkins, 2008.
3. Fletcher CDM, editor. Diagnostic histopathology. 3rd ed. USA: Churchill Livingstone Elsevier, 2007.
4. Mitchell R, et al., editors. Robbins and Cotran Pathologic basis of disease. 7th ed. Philadelphia: Saunders Elsevier 2006.
5. Sobin L, et al., editors. TNM classification of malignant tumour, UICC international union against cancer. 7th ed. UK: Wiley-Blackwell, 2009.

第 **3** 章
结直肠癌的治疗

Gayathri Anandappa

本章纲要

近几十年,由于采用了两周规律转诊模式进行早期诊断、采用 MDT 治疗模式、改进围术期管理及手术方式、必要时接受 MRI 和 PET 检查改进分期、优化全身治疗和随访评估模式,结直肠癌患者的生存率得到显著改善。

3.1 MDT 的作用

每例患者的治疗计划都由许多因素决定,这些因素包括:
- 肿瘤原发部位(结肠或直肠)。
- 肿瘤分期。
- 患者自身因素(并发症和当前状态)。

对于局限性结肠肿瘤,通常采用一期手术治疗。对于直肠肿瘤,可采用新辅助放疗或放化疗,以最大限度地减少局部复发。部分患者会出现可治疗的寡转移疾病(最常见的是肝转移)。此时,MDT 的诊疗意见是患者获得最佳治疗的关键。

3.2 局限性病变的处理

3.2.1 手术治疗

- 早期 T1 期肿瘤:部分早期 T1 期肿瘤(局限于黏膜下)淋巴结转移风险低,可通过内镜下黏膜切除术切除。
- 局限性结肠肿瘤的治疗方法
  - 右半结肠切除术(适用于盲肠、升结肠和近端横结肠肿瘤)。
  - 左半结肠切除术(适用于降结肠和上段乙状结肠肿瘤)。
  - 直肠低位前切除术(适用于下段乙状结肠和中上段直肠肿瘤)。
- 对于有经验的外科医生来说,采用开腹手术还是腹腔镜手术对患者预后没有影响。
- 关键在于找到合理的组织间隙。建议至少清扫 8 个淋巴结,理想情况下至少清扫 12 个,这样才能更好地进行肿瘤分期。如果淋巴结清扫不充分,则存在分期不足的风险。
- 对于出现肠梗阻或肠穿孔等并发症的患者,可以采用一期或二期造瘘术行急诊减压和切除。由于患者营养状况不良、肠道准备不充分、局部病变进展和高复发率等因素,急诊手术的围术期死亡率更高。

3.2.2 直肠癌

• 由于采用直肠全系膜切除术(TME)以及术前放化疗或放疗,直肠癌的局部控制率得到显著提高。

• 对于直肠癌患者,盆腔 MRI 用于局部肿瘤和淋巴结的分期,以及明确肿瘤与直肠系膜筋膜的关系。原发肿瘤与直肠系膜筋膜之间的距离<2mm 时,预示手术后可能会累及环周切缘(CRM)(<1mm)。随着直肠全系膜切除术的发展,局部复发率已从>20%降至<10%[1,2]。

• 对于低位直肠癌患者,既往通常采用经腹会阴联合直肠癌切除术,其特点是切除肛管并行永久性造瘘;近来,超低位直肠吻合术已屡见不鲜,其特点是可以不行永久性造瘘。

3.3 局限性病变的辅助治疗

3.3.1 化学治疗

• 为期 6 个月的辅助化疗方案[5–氟尿嘧啶(5–FU)或卡培他滨联合或不联合奥沙利铂]已被证实对Ⅲ期患者有益[3,4]。

• 对于Ⅱ期患者,其获益程度相对较低。对以下高风险患者,建议使用单药卡培他滨辅助化疗。

　　–T4 期(原发灶)。

　　–清扫的淋巴结数目不够。

　　–低分化或未分化肿瘤。

　　–急诊手术。

　　–存在肠壁外血管浸润。

• 对微卫星不稳定性(MSI)Ⅱ期患者,不建议进行辅助化疗。

3.3.2 放射治疗

• 放射治疗在直肠癌新辅助治疗和辅助治疗中起着重要作用,可以使局部进展期直肠肿瘤缩小、可切除率提高或局部复发率降低[5]。

• 术前短程放疗(25Gy,5Gy/fx)和常规放疗(45~50.4Gy,1.8~5Gy/fx)均可改善局部病灶情况[6,7]。对于可切除病变,放化疗联合比单独放疗更有效。新辅助同步放化疗已成为局部进展期直肠癌的治疗标准[8–10]。

3.4 随访

辅助治疗后,患者每 3 个月进行一次肿瘤标志物癌胚抗原(CEA)检测、每年进行一次 CT 扫描直至治疗后 3 年,以监测有无早期复发,特别是可能手术切除的寡转移性病灶。

3.5 转移性结直肠癌(mCRC)的治疗

- 约 30% 的 mCRC 患者是Ⅳ期或肿瘤进展期,约 25% 的原位病变患者治疗后会复发。PET/CT 在显示全身及局部肿瘤转移负荷方面起关键作用。
- 以往,即使患者获得最佳支持治疗,其中位生存期仍<6 个月。
- 全身化疗可将患者总生存期延长至 20 个月。
- 对 mCRC 患者需要进行 RAS/RAF 通路检测。没有 RAS/RAF 通路突变的患者对表皮生长因子受体(EGFR)类靶向药物治疗无反应。最近的数据表明,在 RAS/RAF 野生型患者中,使用靶向药物的患者总生存期可达 30 个月。BRAF 突变与预后不良有关,占 mCRC 患者的 5%~11%[11,12]。
- 对于病变进展的患者,部分可通过外科手术切除肝、肺转移病灶以缓解症状。

3.6 全身疗法

3.6.1 细胞毒性药物治疗

3.6.1.1 基于氟嘧啶的治疗方法

- 5-FU 是进展期肿瘤一线、二线化疗方案中的主要药物。它通过抑制胸苷酸合酶(TS)来抑制 DNA 合成。5-FU 与叶酸共同给药,可稳定与 TS 的相互作用。可以通过静脉泵入或推注的方式给药,静脉泵入对骨髓的抑制作用较小。
- 卡培他滨,5-FU 类的口服药,具有与 5-FU 相同的疗效[13]。Meta 分析结果显示,采用以 5-FU 为基础的方案,患者的中位生存期延长了 12 个月。静脉泵入 5-FU 的副作用包括腹泻,而卡培他滨的腹泻、黏膜炎和手足综合征的发生率更高。5-FU、卡培他滨和雷替曲塞可引起冠状动脉痉挛,这一副作用也限制了该类药物的使用。

3.6.1.2 两药联合化疗方案

5-FU 或卡培他滨与奥沙利铂或伊立替康联合使用。

- 奥沙利铂是一种以铂类为基础的化疗药,其与 DNA 结合,形成链内和链间复合物,该复合物通过 DNA 损伤途径被清除。奥沙利铂的主要副作用是神经毒性,与剂量累积相关。5-FU 联合奥沙利铂(FOLFOX)方案可提高患者无进展生存期,但不能改善总生存期。奥沙利铂联合卡培他滨方案显示出同等的有效性和耐受性[13]。

- 伊立替康通过抑制拓扑异构酶 1 使 DNA 单链断裂,从而导致细胞凋亡。伊立替康的主要副作用是严重腹泻,建议尽早抗腹泻治疗。在 III 期临床试验中,伊立替康联合持续泵入 5-FU(FOLFIRI)可使患者具有较好的耐受性,并改善了缓解率和总生存期[14]。然而,伊立替康联合卡培他滨会导致过度腹泻,因此并不常用。

3.7 靶向药物

3.7.1 贝伐单抗

- 贝伐单抗是一种抗 VEGF 配体的人源性单克隆抗体,是与 5-FU/卡培他滨、奥沙利铂联合化疗用于抗血管生成的一线药物[15]。

- 高血压和蛋白尿是该药的常见副作用。动脉栓塞[16]、出血、穿孔和瘘口形成是贝伐单抗少见的严重副作用。患者近期手术和有其他腹腔疾病时,穿孔的风险增大。

3.7.2 西妥昔单抗

- 西妥昔单抗是一种抗 EGFR 的嵌合式抗体,对 K-Ras 野生型患者有效。与三线药物最佳支持治疗相比,其可改善患者生存获益。

- 在经过筛选的患者中,它可以作为一线药物与化疗联合使用[17]。

- 痤疮样皮疹是西妥昔单抗常见的副作用,目前可使用四环素类的抗生素进行预防。

3.7.3 阿柏西普

阿柏西普是一种 VEGF 捕获抗体。有研究显示,mCRC 患者在接受以奥沙利铂为基础的方案(包括贝伐单抗治疗的患者)治疗后,再接受阿柏西普联合 FOLFIRI 方案治疗,总生存期仍可改善[18]。

3.7.4 瑞戈非尼

瑞戈非尼是一种小分子多激酶抑制剂。已有研究显示,mCRC患者在采用标准化疗方案后,如疾病出现进展,再使用该药,总生存期可延长[19]。

3.8 手术在进展期结直肠癌中的应用

- 转移灶常局限于肝脏,有小部分患者出现肺转移。
- 对于仅有肝转移的进展期结直肠癌患者,切除肝转移瘤后,5 年生存率可提高 30%。10% 的患者肝转移可一期切除,而 10% 的患者转移瘤需先化疗降期后再切除。
- 对于有梗阻或出血症状的患者,姑息手术应作为非择期手术或急诊手术进行。对于使用结肠或直肠支架缓解梗阻仍有争议,有少数研究发现其具有较高的穿孔率。

3.9 其他治疗方式

射频消融在肝转移和肺转移的治疗中有一定作用。计划接受射频消融的患者需经 MDT 讨论谨慎选择。

结论

对于结直肠癌患者,有多种治疗方案可供选择,MDT 制订个性化治疗及护理方案可使患者获得更好的预后。PET 显像在这些患者的诊断和治疗中起着举足轻重的作用。

要点

- 每例患者的治疗计划均由多种因素决定,包括肿瘤原发部位(结肠或直肠)、肿瘤分期、患者自身因素(并发症和当前状态)。
- 对于局限性结肠肿瘤,通常采用一期手术治疗。
- 对于直肠肿瘤,可采用新辅助放疗或放化疗,以最大限度地减少局部复发。
- 右半结肠切除术(适用于盲肠、升结肠和近端横结肠肿瘤)。
- 左半结肠切除术(适用于降结肠和上段乙状结肠肿瘤)。
- 直肠低位前切除术(适用于下段乙状结肠和中上段直肠肿瘤)。
- 对于低位直肠癌患者,既往通常采用经腹会阴联合直肠癌切除术,其特点是切除肛管并行永久性造瘘;近来,超低位直肠吻合术已屡见不鲜,其特点是可以不行永久性造瘘。
- 为期 6 个月的辅助化疗方案(5-氟尿嘧啶或卡培他滨联合或不联合奥沙利铂)已被证实对Ⅲ期患者有益。

● 放射治疗在直肠癌新辅助治疗和辅助治疗中起着重要作用，可以使局部进展期直肠肿瘤缩小、可切除率提高或局部复发率降低。

● 约 30% 的 mCRC 患者是Ⅳ期或肿瘤进展期，约 25% 的原位病变患者治疗后会复发。PET/CT 在显示全身及局部肿瘤转移负荷方面起关键作用。

● 转移灶常局限于肝脏，有少部分患者出现肺转移。

● 对于仅有肝转移的进展期结直肠癌患者，切除肝转移瘤后，5 年生存率可提高 30%。

● 射频消融在肝转移和肺转移的治疗中有一定作用。

参考文献

1. Heald RJ, Ryall RD. Recurrence and survival after total mesorectal excision for rectal cancer. Lancet. 1986;1(8496):1479–82.
2. Peeters KC, Marijnen CA, Nagtegaal ID, et al. The TME trial after a median follow-up of 6 years: increased local control but no survival benefit in irradiated patients with resectable rectal carcinoma. Ann Surg. 2007;246(5):693–701.
3. Andre T, Boni C, Mounedji-Boudiaf L, et al. Oxaliplatin, fluorouracil, and leucovorin as adjuvant treatment for colon cancer. N Engl J Med. 2004;350(23):2343–51.
4. Kuebler JP, Wieand HS, O'Connell MJ, et al. Oxaliplatin combined with weekly bolus fluorouracil and leucovorin as surgical adjuvant chemotherapy for stage II and III colon cancer: results from NSABP C-07. J Clin Oncol Off J Am Soc Clin Oncol. 2007;25(16):2198–204.
5. Camma C, Giunta M, Fiorica F, Pagliaro L, Craxi A, Cottone M. Preoperative radiotherapy for resectable rectal cancer: a meta-analysis. JAMA. 2000;284(8):1008–15.
6. Bujko K, Nowacki MP, Nasierowska-Guttmejer A, Michalski W, Bebenek M, Kryj M. Long-term results of a randomized trial comparing preoperative short-course radiotherapy with preoperative conventionally fractionated chemoradiation for rectal cancer. Br J Surg. 2006;93(10):1215–23.
7. Bosset JF, Collette L, Calais G, et al. Chemotherapy with preoperative radiotherapy in rectal cancer. N Engl J Med. 2006;355(11):1114–23.
8. Gerard JP, Conroy T, Bonnetain F, et al. Preoperative radiotherapy with or without concurrent fluorouracil and leucovorin in T3-4 rectal cancers: results of FFCD 9203. J Clin Oncol Off J Am Soc Clin Oncol. 2006;24(28):4620–5.
9. Kapiteijn E, Marijnen CA, Nagtegaal ID, et al. Preoperative radiotherapy combined with total mesorectal excision for resectable rectal cancer. N Engl J Med. 2001;345(9):638–46.
10. Sebag-Montefiore D, Stephens RJ, Steele R, et al. Preoperative radiotherapy versus selective postoperative chemoradiotherapy in patients with rectal cancer (MRC CR07 and NCIC-CTG C016): a multicentre, randomised trial. Lancet. 2009;373(9666):811–20.
11. Tran B, Kopetz S, Tie J, et al. Impact of BRAF mutation and microsatellite instability on the pattern of metastatic spread and prognosis in metastatic colorectal cancer. Cancer. 2011;117(20):4623–32.
12. Yokota T, Ura T, Shibata N, et al. BRAF mutation is a powerful prognostic factor in advanced and recurrent colorectal cancer. Br J Cancer. 2011;104(5):856–62.
13. Rothenberg ML, Cox JV, Butts C, et al. Capecitabine plus oxaliplatin (XELOX) versus 5-fluorouracil/folinic acid plus oxaliplatin (FOLFOX-4) as second-line therapy in metastatic colorectal cancer: a randomized phase III noninferiority study. Ann Oncol. 2008;19(10):1720–6.
14. Douillard JY, Cunningham D, Roth AD, et al. Irinotecan combined with fluorouracil compared with fluorouracil alone as first-line treatment for metastatic colorectal cancer: a multicentre

randomised trial. Lancet. 2000;355(9209):1041–7.

15. Hurwitz HI, Fehrenbacher L, Hainsworth JD, et al. Bevacizumab in combination with fluorouracil and leucovorin: an active regimen for first-line metastatic colorectal cancer. J Clin Oncol Off J Am Soc Clin Oncol. 2005;23(15):3502–8.

16. Scappaticci FA, Skillings JR, Holden SN, et al. Arterial thromboembolic events in patients with metastatic carcinoma treated with chemotherapy and bevacizumab. J Natl Cancer Inst. 2007;99(16):1232–9.

17. Heinemann V, von Weikersthal LF, Decker T, et al. FOLFIRI plus cetuximab versus FOLFIRI plus bevacizumab as first-line treatment for patients with metastatic colorectal cancer (FIRE-3): a randomised, open-label, phase 3 trial. Lancet Oncol. 2014;15(10):1065–75.

18. Van Cutsem E, Tabernero J, Lakomy R, et al. Addition of aflibercept to fluorouracil, leucovorin, and irinotecan improves survival in a phase III randomized trial in patients with metastatic colorectal cancer previously treated with an oxaliplatin-based regimen. J Clin Oncol Off J Am Soc Clin Oncol. 2012;30(28):3499–506.

19. Grothey A, Van Cutsem E, Sobrero A, et al. Regorafenib monotherapy for previously treated metastatic colorectal cancer (CORRECT): an international, multicentre, randomised, placebo-controlled, phase 3 trial. Lancet. 2013;381(9863):303–12.

第 **4** 章
结直肠癌的影像学表现

Svetlana Balyasnikova，Gina Brown

本章纲要

　　结肠癌的 CT 扫描步骤如下：口服 1L 水充盈肠道，然后静脉注射碘造影剂 100~150mL，注射流速为 3~4mL/s。分别在注射造影剂后 20~25s、70~80s 扫描胸部、腹部及盆腔，扫描层厚为 1.25~2.5mm，并对所得图像进行轴位、矢状位和冠状位重建。采用三维后处理技术从冠状位、矢状位进行多方位观察，还可旋转图像进行查看，从而对图像做出综合分析。

4.1 结肠癌的 CT 分期

　　一项 Meta 分析指出，多层螺旋 CT 鉴别 T1/T2 期与 T3/T4 期结肠癌的敏感性和特异性分别为 86% 和 78%，检测肿瘤浸润的汇总敏感性和特异性分别为 93% 和 86%[1]。

　　• 只有当肿瘤侵及固有肌层>5mm 时，才被认为预后不良。根据 TNM 分期系统，对结肠癌患者的预后情况进行如下分组：T1/T2、T3a、T3b 期患者预后良好（3 年无病生存率>80%），而 T3c、T3d 和 T4 期患者预后不良，无病生存期明显缩短[2]。

　　• T1、T2 和 T3 早期。根据 TNM 分期系统，T1 和 T2 期肿瘤定义如下：T1 期，肿瘤局限于黏膜内;T2 期,肿瘤侵及黏膜下层,但未累及固有肌层。在 CT 图像上,T1 期肿瘤凸向腔内或形成局灶性肿块,但肠壁无明显变形、扭曲;T2 期肿瘤表现为更大的不对称的腔内凸出物,但未累及肌层。

在多平面重组图像上,若肿瘤没有浸润穿透肠壁,则可被定义为早期肿瘤。

• **T3 期是指肿瘤浸润超过固有肌层**。T3 浸润性肿瘤(T3c 和 T3d 期)CT 表现为结节状肿块超出肠壁轮廓,并侵及结肠周围脂肪间隙>5mm,这是预后不良的表现[3]。

• **腹膜后筋膜受侵**。腹膜后筋膜受侵是一个高危因素,因为腹膜后筋膜是升结肠和降结肠癌手术的后方切除边缘,除非扩大手术切除范围,否则此类患者有肿瘤不能完全被切除的风险。

• **T4 期肿瘤**。T4 期肿瘤 CT 表现为侵犯脏腹膜或毗邻器官。腹膜受侵是一个独立的预后因素,此类患者预后不良[4,5]。

• **淋巴结分期**。使用 CT 判断是否存在淋巴结转移是一个难点。由于 CT 难以检测到淋巴结微转移灶,因此,使用 CT 判断是否存在淋巴结转移的准确性不高。CT 检测淋巴结转移的敏感性和特异性分别为 66%~83% 和 35%~81%。由于炎症肿大的淋巴结和转移性淋巴结有重叠部分,因此,不推荐使用 CT 来评估淋巴结的良恶性。

• 壁外血管侵犯(EMVI)是结直肠癌的一个独立预后因素。EMVI 在 CT 上表现为肿瘤沿大静脉生长(如回结肠静脉、直肠上静脉等)[6]。

4.2 直肠癌的评估

影像学检查对于原发性和复发性直肠癌的基线分期和治疗后反应评估至关重要。MRI 已成为原发性肿瘤局部分期的最佳手段,与其他技术相比,其具有以下优势:MRI 可以根据肿瘤的影像学表现及特征(如:T 和 N 分期情况、环周切缘状态以及是否存在 EMVI)进行危险度分层,这些表现及特征会影响患者无病生存率和总体生存率[7-9]。对于复发性直肠癌,MRI 可以显示盆腔内病灶侵及范围,评估局部复发情况以及肿瘤的可切除性。根据统一标准,局部晚期肿瘤患者应接受术前治疗(通常是放化疗结合),MRI 也被证明是评估肿瘤对术前治疗反应的可靠工具[10]。

4.3 直肠癌 MRI 的评估标准总结

4.3.1 直肠癌 MRI 的基线分期和治疗后反应评估

高分辨率 MRI 扫描参数：平面分辨率为 0.6mm×0.6mm，体素大小为 1.1mm×

1.1mm×1.1mm,扫描平面应垂直于肿瘤长轴,范围包括直肠系膜到 L5/S1 椎体水平。

4.3.2 报告基本要求

1. **原发肿瘤形态描述**
- 形态类型:环形/半环形/溃疡形/息肉状/黏液性肿块。
- 肿瘤浸润边缘:浸润或推移。

2. **肿瘤高度的评估**
- 距肛门边缘(肛门内括约肌纤维下缘)高度。
- 距肛门括约肌复合体上方(耻骨直肠悬韧带上缘)高度。
- 肿瘤与腹膜反折的关系(腹膜反折之下/腹膜反折处/腹膜反折之上)。
- 肿瘤的位置及侵及范围。

3. **肿瘤浸润固有肌层深度(mm)**

4. **T 亚分期**:T1 期(sm1/sm2/sm3);T2 期(浸润内层或全层);T3a 期(肿瘤突破肌层<1mm)、T3b 期(肿瘤突破肌层 1~5mm)、T3c 期(肿瘤突破肌层 5~15mm)、T3d 期(肿瘤突破肌层 >15mm);T4 期(脏器侵犯或腹膜受侵)。

5. **距肛门边缘≤6cm 的肿瘤与括约肌间平面的关系**
- 若肿瘤局限于黏膜下层或仅部分固有肌层受侵,表明括约肌平面/直肠系膜平面不易受累,可行括约肌间经腹会阴联合切除术(APE)或低位直肠系膜切除术(TME)。
- 若肿瘤侵及耻骨直肠悬韧带及以下的固有肌层,则表明括约肌平面/直肠系膜平面容易受累,此类患者需行括约肌外 APE。
- 若肿瘤侵及括约肌间平面,意味着括约肌间平面/直肠系膜平面受累,此类患者也需行括约肌外 APE。
- 肿瘤侵及外括约肌,则需行括约肌外 APE。
- 肿瘤侵及邻近的前列腺/阴道/膀胱/骶骨,则需要进行相应的切除手术。

6. **淋巴结的评估**:不应根据直径来评估,而应根据边缘是否规则以及信号是否均匀来评估转移的风险。在 MRI 图像上,边缘规则、信号均匀的淋巴结被定义为良性。

7. **壁外血管侵犯(EMVI)**:EMVI 表现为血管不规则扩张,信号与肿瘤信号相似,可与主瘤相邻或不连续。

8. **环周切缘(CRM)评估**:通过测量肿瘤与直肠系膜筋膜间的最短距离(单位:mm)来评估 CRM,并说明 CRM 的位置及阳性原因(肿瘤、血管侵犯或肿瘤沉积)。CRM 阳性定义为肿瘤边缘到直肠系膜筋膜的距离≤1mm,当距离>1mm 时为 CRM 阴性。

9. **腹膜转移**:评估盆腔时,应注意是否存在腹膜转移,这对于已经侵及腹膜外的肿瘤尤为重要。

10. **骨盆侧壁淋巴结的评估**: 可通过评估侧壁扩散的常见部位,即闭孔窝、髂外淋巴结和髂内淋巴结来进行。不应根据直径来评估,而应根据信号是否均匀以及边缘是否规则来评估转移的风险。在 MRI 图像上,边缘规则,信号均匀的淋巴结被定义为良性。

应对分期进行总结,包括在 MRI 图像上评估的 T 亚分期、淋巴结分期、CRM EMVI 以及盆腔侧壁淋巴结。侵及范围<5mm,CRM 阴性以及 EMVI 阴性的肿瘤无局部复发的风险,因此适合进行 I 期手术。

对于预后不良的肿瘤(T3c 期或以上,EMVI 阳性或 CRM 阳性),可行术前放化疗。

在治疗后,应按照治疗前的标准对残留病灶进行评估。

此外,新辅助放化疗后还应进行肿瘤退缩分级(mrTRG)评估。

- mrTRG5:肿瘤与基线 MRI 图像相比无明显变化,无纤维成分。
- mrTRG4:以等信号肿瘤组织为主,伴有少量低信号纤维化成分。
- mrTRG3:仍存在明显等信号肿瘤组织,但其范围并未超过低信号纤维成分。
- mrTRG2:主要为低信号纤维化成分,仅有少量等信号肿瘤组织(接近完全缓解)。
- mrTRG1:完全为低信号纤维化成分,无残余等信号肿瘤组织(完全缓解)。

要点

- 多层螺旋 CT 鉴别 T1/T2 期与 T3/T4 期结肠癌的敏感性和特异性分别为 86%和 78%。
- CT 检测肿瘤浸润的汇总敏感性和特异性分别为 93%和 86%。
- 只有当肿瘤侵及固有肌层>5mm 时,才被认为预后不良。
- T1/T2、T3a 和 T3b 期结肠癌患者预后良好(3 年无病生存率>80%)。
- T3c、T3d 和 T4 期结肠癌患者预后不良,无病生存期明显缩短。
- 使用 CT 判断是否存在淋巴结转移是一个难点。由于 CT 难以检测到淋巴结微转移灶,因此,使用 CT 判断是否存在淋巴结转移的准确性不高。
- CT 检测淋巴结转移的敏感性和特异性分别为 66%~83%和 35%~81%。
- 由于炎症肿大的淋巴结和转移性淋巴结有重叠部分,因此,不推荐使用 CT 来评估淋巴结的良恶性。
- EMVI 是结直肠癌的一个独立预后因素。
- 影像学检查对于原发性和复发性直肠癌的基线分期和治疗后反应评估至关重要。MRI 已成为原发性肿瘤局部分期的最佳手段。

参考文献

1. Dighe S, Purkayastha S, Swift I, Tekkis PP, Darzi A, A'Hern R, Brown G. Diagnostic precision of CT in local staging of colon cancers: a meta-analysis. Clin Radiol. 2010;65(9):708–19.

2. Smith NJ, Bees N, Barbachano Y, et al. Preoperative computed tomography staging of non-metastatic colon cancer predicts outcome: implications for clinical trials. Br J Cancer. 2007;96:1030–6.

3. Burton S, Brown G, Bees N, et al. Accuracy of CT prediction of poor prognostic features in colonic cancer. Br J Radiol. 2008;81:10–9.

4. Shepherd NA, Baxter KJ, Love SB. The prognostic importance of peritoneal involvement in colonic cancer: a prospective evaluation. Gastroenterology. 1997;112:1096–102.

5. Lennon AM, Mulcahy HE, Hyland JMP, et al. Peritoneal involvement in stage II colon cancer. Am J Clin Pathol. 2003;119:108–13.

6. Dighe S, Blake H, Koh MD, Swift I, Arnaout A, Temple L, Barbachano Y, Brown G. Accuracy of multidetector computed tomography in identifying poor prognostic factors in colonic cancer. Br J Surg. 2010;97(9):1407–15. doi:10.1002/bjs.7096.

7. Brown G, et al. Preoperative assessment of prognostic factors in rectal cancer using high-resolution magnetic resonance imaging. Br J Surg. 2003;90(3):355–64.

8. Taylor FG, et al. Preoperative magnetic resonance imaging assessment of circumferential resection margin predicts disease-free survival and local recurrence: 5- year follow-up results of the MERCURY study. J Clin Oncol. 2014;32(1):34–43.

9. Smith NJ, et al. Prognostic significance of magnetic resonance imaging-detected extramural vascular invasion in rectal cancer. Br J Surg. 2008;95(2):229–36.

10. Patel UB, et al. Magnetic resonance imaging-detected tumor response for locally advanced rectal cancer predicts survival outcomes: MERCURY experience. J Clin Oncol. 2011; 29(28):3753–60.

第 5 章

¹⁸F－FDG PET/CT 显像：正常变异、伪影和陷阱

Arun Sasikumar, Ajith Joy

本章纲要

5.1　引言

结直肠癌是全球第三常见、欧洲第二常见的恶性肿瘤。随着 ¹⁸F–FDG PET/CT 用于结直肠癌初始分期的报道不断增多,现在 ¹⁸F–FDG PET/CT 在结直肠癌可疑复发、可切除的肝转移以及在治疗反应评估中的应用价值也得到公认[1]。至少 30% 的结直肠癌患者的治疗方案受 ¹⁸F–FDG PET/CT 的影响[2]。在这种情况下,充分掌握结直肠癌患者 ¹⁸F–FDG PET/CT 的生理性变异、可能的伪影以及陷阱非常重要。

5.2　生理性变异

充分了解腹部和盆腔的生理性摄取部位(图 5.1)是阅读结直肠癌 ¹⁸F–FDG PET/CT 图像的必要前提。在腹式呼吸增加的情况下, 膈肌的 ¹⁸F–FDG 生理性摄取也会增加

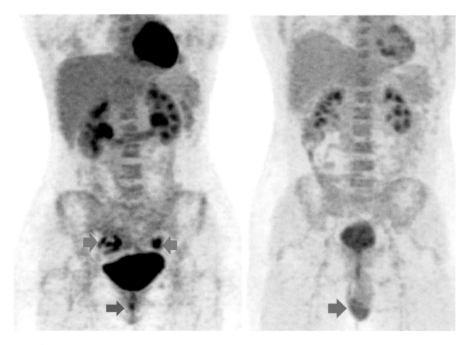

图 5.1　腹部和盆腔中 ¹⁸F–FDG 的生理性摄取:通常 ¹⁸F–FDG 在盆腔中的生理性摄取是最强的,如输尿管和膀胱。肝脏、脾脏、骨髓和肾皮质中同样可见生理性 ¹⁸F–FDG 摄取但并非高水平摄取。根据月经周期的阶段,在子宫和卵巢中会看到生理性(可变的)¹⁸F–FDG 摄取(红色箭头所示)。在睾丸中可以看到生理性(低至中等水平)¹⁸F–FDG 摄取(绿色箭头所示)。肛门处 ¹⁸F–FDG 的摄取(蓝色箭头所示)是由括约肌激活或局部炎症引起的。

(图 5.2)。胃肠道对 ¹⁸F-FDG 摄取的变化可能是最大的(图 5.3)，摄取范围从无法识别的本底水平到弥漫性 ¹⁸F-FDG 摄取[3]，并且可能受许多因素影响，如平滑肌收缩和黏

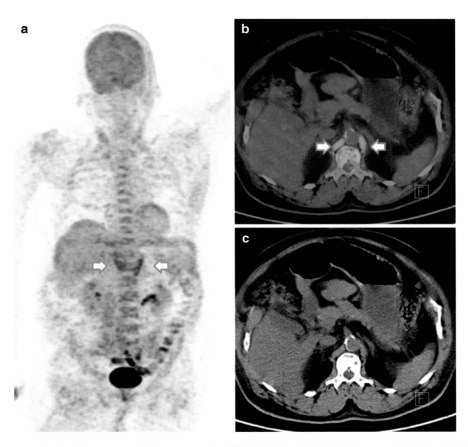

图 5.2 双侧肋膈角 ¹⁸F-FDG 摄取(a,MIP)。生理性摄取的性质可以通过 ¹⁸F-FDG 摄取的对称性(b)和相应部位 CT 图像上未见相应病变(c)来确定。

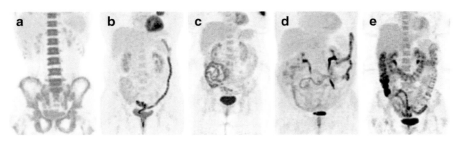

图 5.3 大肠和小肠的生理性摄取模式。其表现多样，可以从无摄取(a)到节段性(b,c)、斑片状(d)或弥漫性摄取(e)。

膜代谢活性[4]。

5.3 伪影和陷阱

结直肠癌 ^{18}F-FDG PET/CT 中可能存在的伪影和陷阱主要与腹部和盆腔区域有关。它们可以大致分为技术伪影、器官特异性和病理特异性陷阱以及治疗导致的误诊。

5.4 技术伪影

5.4.1 配准不良

配准不良是 PET 和 CT 数据在融合图像上的不正确叠加，可能导致异常摄取部位融合于错误的结构。它可能是由呼吸、体位改变、肠蠕动或膀胱充盈引起的，如果未正确识别和纠正，可能会导致 PET 假阳性或假阴性[5]。呼吸运动伪影(图 5.4)主要影响膈肌周围的病变，尤其是肝脏病变和肺基底病变。先单独阅读 PET 图像，然后在 CT 图像上识别相关的异常将有助于诊断。将患者置于舒适的检查体位，指导患者在检查期间不要移动，并且让患者在检查开始之前排空膀胱，这些措施可将患者的运动和随之而来的影响降至最低。在 CT 采集后，骨盆到头部的 PET 图像采集顺序同样助于减少由膀胱充盈引起的干扰(图 5.5)。肠蠕动和体位变化也会导致配准不良(图 5.6)，尤其是小肠成像。抗蠕动剂(例如，N-丁异丙醇胺)有潜在的应用价值，但需要进一步的研究和验证[6]。

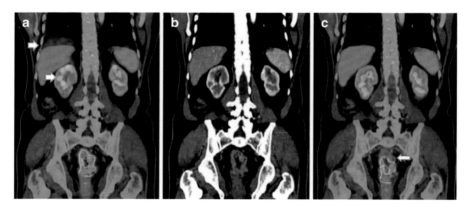

图 5.4 呼吸运动引起的肝脏和肾脏 ^{18}F-FDG 摄取配准不良(a,冠状位融合 PET/CT 图像;b,冠状位增强 CT 图像)(红色箭头所示)。(c)手动校正肝脏和肾脏活性配准不良的图像,但会导致直肠病变部位 ^{18}F-FDG 摄取移位(绿色箭头所示)。对于配准不良的图像,解读时应格外小心。

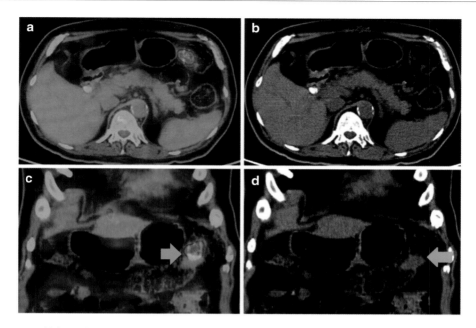

图 5.5　因排便导致的配准不良。横结肠左半部分的 ¹⁸F-FDG 含量很高（a），在 CT 图像上未见相应病变（b）。仔细检查冠状位图像（c，冠状位融合 PET/CT 图像；d，冠状位 CT 图像），显示为配准不良（绿色箭头示 ¹⁸F-FDG 摄取，红色箭头示 CT 图像上的病变）。

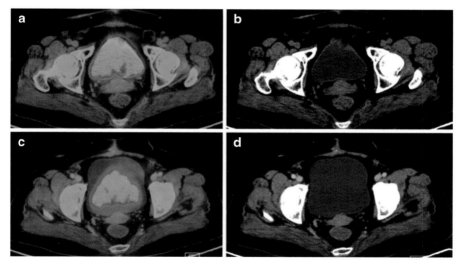

图 5.6　膀胱配准不良，PET/CT 融合图像（a）和用于融合的对应层面的平扫 CT 图像（b）。CT 平扫后不改变患者体位获得增强 CT 图像。配准不良的 PET/CECT 融合图像（c）与用于融合的对应层面的增强 CT 图像（d）。

5.4.2 部分容积效应

在 PET 扫描中,受空间分辨率的影响,微小病灶对显像剂的摄取可能被低估,从而在评估中等强度摄取的微小病灶时存在陷阱。此时,明显摄取的 PET 图像中轻微的改变也可能会影响图像解读[7]。

5.4.3 衰减校正伪影

在 CT 图像上可以看到存在明显衰减的影像,如金属假体/支架、高密度引流管和密集的静脉造影剂(图 5.7)。将衰减校正后的图像与未校正的图像进行比较,可轻易地识别这些伪影[8]。

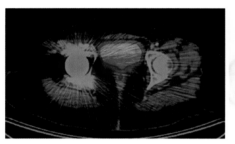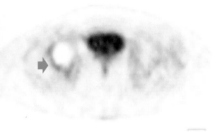

图 5.7　右侧股骨金属矫形器造成的伪影。CT 衰减校正图像校正了(或过度校正)高衰减结构附近的低密度区,并使其在衰减校正的 PET 图像上呈高代谢改变(红色箭头所示)。在这种情况下,单独审阅 PET 图像和未衰减校正图像将有所帮助。

5.4.4 截断伪影

PET/CT 中的截断伪影主要是由于 CT 断层图像的轴位视野(50cm)与 PET 断层图像的轴位视野(70cm)不同。现代扫描仪通过使用数据外推方法将衰减校正图重建到 70cm 来减少这些影响[9,10]。

5.5 器官特异性和病理特异性陷阱

5.5.1 肝

肝脏生理性摄取 ^{18}F-FDG 呈均匀的斑片状分布,且摄取程度略高于脾脏(图 5.8)。通过检查 ^{18}F-FDG 在最大密度投影图像中的摄取是否明显以及对比增强 CT 或 MRI 图像上是否存在相应的病变来确定肝脏可疑 ^{18}F-FDG 摄取是十分重要的(图 5.9)。肝脏中 ^{18}F-FDG 假阳性和假阴性摄取情况见表 5.1[11,12]。

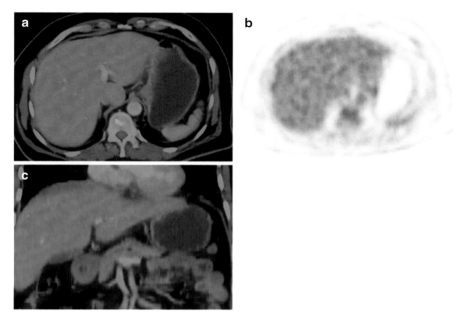

图 5.8　肝脏生理性 ¹⁸F–FDG 摄取(a,c)。PET 图像中肝脏 ¹⁸F–FDG 生理性摄取呈细小斑片样表现。

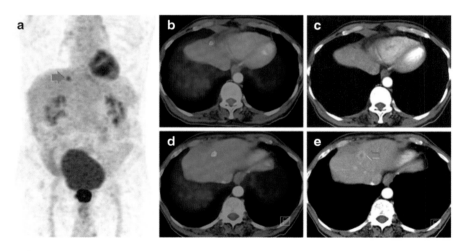

图 5.9　直肠癌患者 ¹⁸F–FDG PET/CT 初始分期显示肝脏局部摄取 ¹⁸F–FDG(b)，而 CT 图像(c)未见相应病变。MIP 图像中病变明显(绿色箭头所示)(a)。手动校正运动位移所致配准不良后，相应 CT 图像显示肝Ⅷ段(红色箭头所示)有一个环形强化的病变(e)。

表 5.1　与大肠恶性肿瘤相关的肝脏 18F-FDG 假阳性和假阴性摄取

序号	假阴性	假阳性
1	病变小于 PET 分辨率	肝脓肿
2	坏死性和转移性黏液腺癌	梗死
3	化疗后	肉芽肿性疾病
4	肝癌/浸润性胆管癌亚型并存	胆管炎（沿胆管摄取）

5.5.2 脾脏、胰腺和肾上腺

脾脏 18F-FDG 摄取显著大于肝脏时，应引起注意。在结直肠恶性肿瘤患者中，胰腺中孤立的局灶性 18F-FDG 摄取增高不太可能是转移性的（图 5.10）。表 5.2 列出了脾脏[11]、胰腺[13,14]和肾上腺[15]中 18F-FDG 摄取增高（局部/弥漫性增高）的原因。

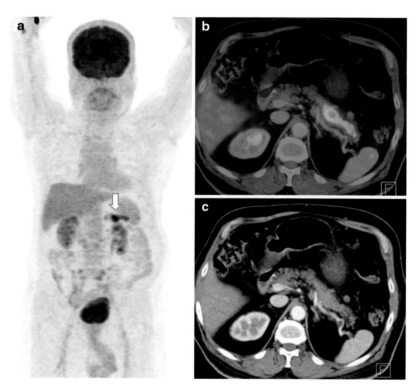

图 5.10　男性，73 岁，直肠癌治疗后，随访发现 CEA 水平轻度升高。行 18F-FDG PET/CT（a，MIP）以筛查可疑复发。图像显示胰体远端和胰尾 18F-FDG 摄取异常明显（b，轴位 PET/CT 图像融合；c，轴位增强 CT 图像），全身其余部位无异常 18F-FDG 阳性病变。患者 CA19-9 水平明显升高。行远端胰腺切除术，术后组织病理学显示为原发性胰腺癌。

表 5.2　脾脏和胰腺 ¹⁸F–FDG 摄取局部/弥漫性增高的原因

序号	脾脏	胰腺	肾上腺
1	淋巴瘤	原发性胰腺恶性肿瘤	腺瘤
2	骨髓增生性疾病	胰腺炎	增生
3	结节病	放疗后改变	嗜酸细胞瘤
4	感染：结核、黑热病、疟疾、传染性单核细胞增多症等	门静脉血栓	血管平滑肌脂肪瘤
5	化疗	出血性假性囊肿	嗜铬细胞瘤
6	外源性骨髓刺激	腹膜后纤维瘤	副神经节瘤
7	转移	转移	转移

5.5.3　胃

胃炎常伴有弥漫性 ¹⁸F–FDG 摄取。如果认为胃的局灶性 ¹⁸F–FDG 摄取临床意义显著，可通过内镜检查进一步评估(图 5.11)。

5.5.4　结肠和小肠

口服造影剂在诊断小肠病变时尤为有用，并且常被用于 ¹⁸F–FDG PET/CT 显像。

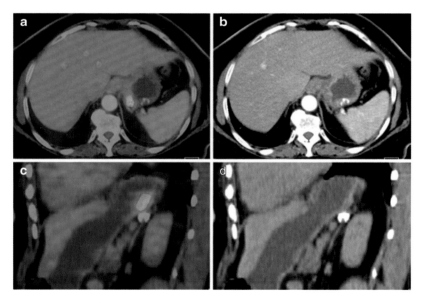

图 5.11　在胃的贲门后壁意外发现 ¹⁸F–FDG 摄取(a,轴位 PET/CT 图像;b,轴位增强 CT 图像;c,冠状位 PET/CT 图像;d,冠状位增强 CT 图像)。上消化道内镜检查显示胃溃疡,活检为阴性。

但是,直肠造影剂并不常用。

结合同机 CT 图像进行诊断对于解释结肠 ^{18}F-FDG 摄取是至关重要的(图 5.12)。大多数特征性的 CT 表现有助于确定结肠非肿瘤性摄取 ^{18}F-FDG 的原因,包括阑尾炎、憩室炎和局限性腹部或盆腔脓肿。结肠局部 ^{18}F-FDG 高摄取 (图 5.13) 在高达 68% 的病例中可能为肿瘤性病变,需行结肠镜或 CT 结肠造影进一步评估[16]。糖尿病患者服用二甲双胍后,可能出现大肠和小肠大量摄取 ^{18}F-FDG(图 5.14)[17]。

5.5.5 尿路

显像剂在肾盏或肾盂、扩张的输尿管或膀胱憩室中局灶性积聚时,可能误诊为盆腔或腹膜后淋巴结转移(图 5.15)。仔细查看 MIP 图像,了解输尿管摄取的特征性过程,并在 CT 图像上寻找共存的解剖病变是有帮助的。使用利尿剂和延迟成像有助于消除泌尿道中尿液显像剂浓聚的影响。

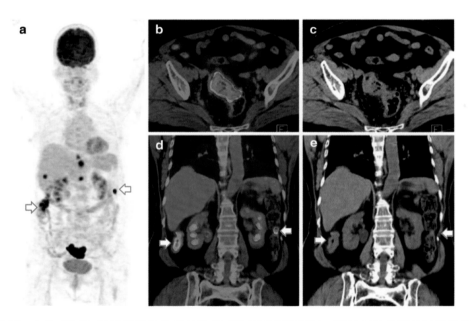

图 5.12 女性,71 岁,初诊诊断为乙状结肠癌,[18]F-FDG PET/CT(a,MIP)初始分期显示乙状结肠内 ^{18}F-FDG 摄取明显(b,融合 PET/CT 轴位图像;c,增强 CT 轴位图像)。降结肠中部可见 ^{18}F-FDG 局灶性异常高水平摄取(红色箭头所示),实为肿瘤性息肉(d,冠状位融合 PET/CT 图像;e,冠状位增强 CT 图像)。升结肠(绿色箭头所示)可见一小段 ^{18}F-FDG 摄取明显,这是由于肠道未经准备明显增厚,结肠镜检查未发现异常。通常 ^{18}F-FDG 在结肠相对较长部分的摄取明显,CT 图像上未见明确的肠壁增厚,后续的检查也无异常发现。

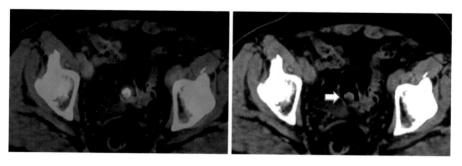

图 5.13　在乙状结肠息肉中偶然检测到 ¹⁸F−FDG 摄取明显（红色箭头所示），结肠镜检查和活检证实为恶性病变。

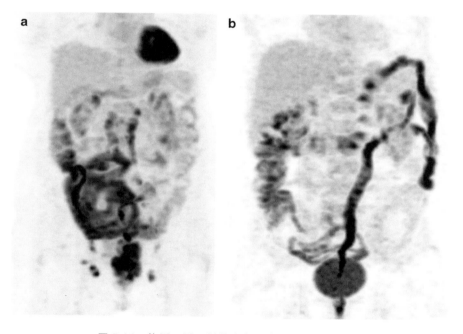

图 5.14　使用二甲双胍的患者肠内 ¹⁸F−FDG 高摄取。

5.5.6 生殖系统

在女性中，卵巢和子宫的生理性摄取在月经周期的不同阶段有所不同。在男性中，前列腺和睾丸的 ¹⁸F−FDG 生理性摄取可能是变化不定的。相关的解剖成像有助于判别。

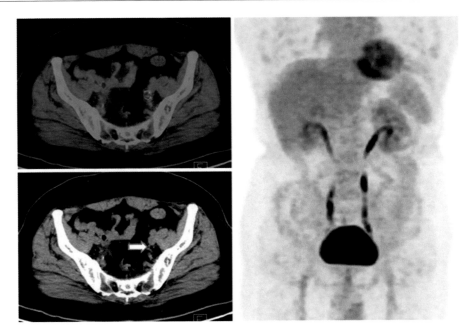

图 5.15 在融合 PET/CT 图像上,输尿管影类似淋巴结摄取。复查 CT 图像证实无淋巴结(红色箭头所示),MIP 图像显示双侧输尿管的尿路摄取。

5.5.7 骨

对结肠癌患者的骨病灶需谨慎诊断。成骨性或溶骨性改变在 CT 图像上可能并不明显;良性病变如 Paget 病(图 5.16)、纤维不典型增生和骨折愈合都可能出现 ^{18}F-FDG 的摄取。化疗刺激骨髓增生活跃和外源性骨髓刺激可能使骨病变的鉴别变得困难。结肠癌出现弥漫性骨转移虽少见,但确实存在(图 5.17)。

5.5.8 肌肉

结肠癌出现肌肉组织的转移虽少见,但容易与肌肉脓肿混淆,需警惕(图 5.18)。对于该类病例,尤其是胆囊或膀胱等囊性器官的肌肉转移,需要病理组织学诊断。肌腱炎可以导致肌肉附着点的局灶性 ^{18}F-FDG 摄取(图 5.19)。

5.5.9 淋巴结

^{18}F-FDG PET 显像的优势在于能够显示未出现病理性增大的转移性淋巴结。假阴性包括:淋巴结较小(小于 PET 的分辨率)、黏液性腺癌转移和化疗后。假阳性包括:代谢活跃的肉芽肿性疾病(如肺结核)、结节病、感染性或近期导致淋巴结 ^{18}F-FDG 高摄取

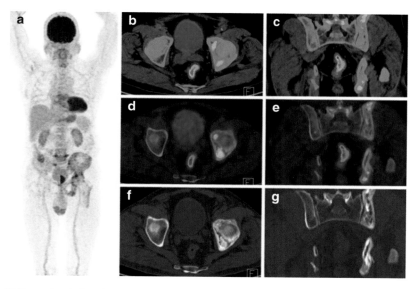

图 5.16 男性，68 岁，中分化直肠腺癌。¹⁸F–FDG PET/CT(a，MIP)初始分期显示直肠壁增厚处 ¹⁸F–FDG 摄取明显(b，c)，左侧骨盆和 L5 椎体弥漫性中度 FDG 摄取，呈斑片状(d~g)。左侧髂骨穿刺活检结果示 Paget 病。

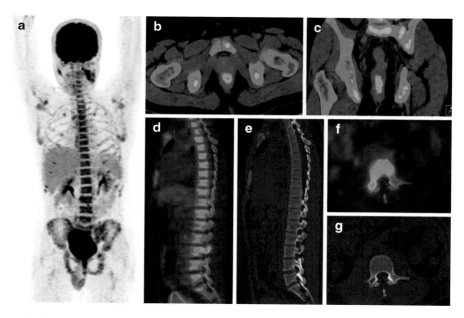

图 5.17 男性，28 岁，原发性直肠腺癌。¹⁸F–FDG PET/CT(a，MIP)初始分期显示直肠 ¹⁸F–FDG 摄取明显(b，轴位 PET/CT 融合图像；c，冠状位 PET/CT 融合图像)。骨髓 ¹⁸F–FDG 摄取弥漫性增高(d，矢状位 PET/CT 融合图像；e，矢状位骨窗 CT 图像)。L3 椎体不均匀 ¹⁸F–FDG 摄取(f，g)。L3 椎体右侧椎弓根穿刺活检证实为低分化腺癌转移。

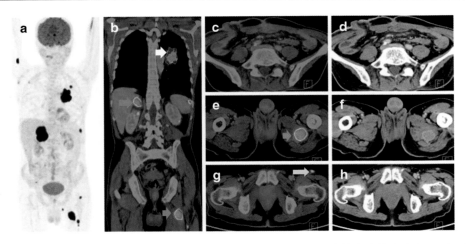

图 5.18　男性,64 岁,结肠癌术后化疗后,¹⁸F–FDG PET/CT 显示术后残端未见异常病变(c,d);左肺门区病灶(白色箭头所示)、右侧肾上腺病灶(绿色箭头所示)、皮肤结节(黄色箭头所示)和肌肉病灶(红色箭头所示)可见明显 ¹⁸F–FDG 摄取。肌肉病灶经活检证实为转移性腺癌,而肺门处病灶证实为第二原发肿瘤。

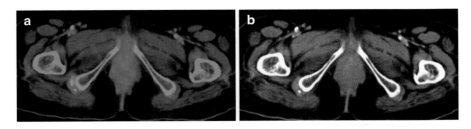

图 5.19　肌腱炎患者右侧坐骨肌肉附着点轻度局灶性 ¹⁸F–FDG 摄取。

的检查(图 5.20)[11]。在结肠癌病例中,若没有腹盆部病灶而有孤立的纵隔或颈部淋巴结 ¹⁸F–FDG 摄取,应排除与结直肠癌有关,除非经其他检查证实(图5.21)。

5.5.10　腹膜

　　¹⁸F–FDG 摄取增高常见于结节状或弥漫性腹膜转移瘤(图 5.22)。小病灶的异常 ¹⁸F–FDG 摄取可能与腹膜病灶无关。术后的腹膜由于炎性反应可能出现 ¹⁸F–FDG 摄取假阳性。恶性腹水不摄取 ¹⁸F–FDG。

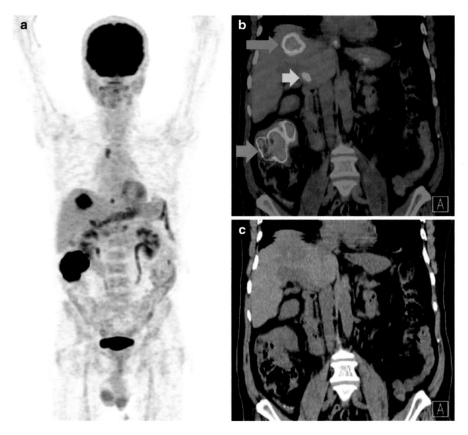

图 5.20　男性，75 岁，升结肠癌。腹部增强 CT 显示肝脏第Ⅷ段可疑转移灶，PET/CT 显示升结肠原发灶 ¹⁸F-FDG 摄取明显（红色箭头所示），肝脏第Ⅷ段 ¹⁸F-FDG 摄取明显（绿色箭头所示），门静脉周围淋巴结中度摄取 ¹⁸F-FDG（黄色箭头所示）。行右半结肠切除、肝脏转移灶切除和淋巴结清扫术，最后病理检查证实为升结肠腺癌伴肝脓肿及周围反应性淋巴结增生。

5.6　治疗导致的误诊

　　结直肠癌常见的治疗包括手术、放疗和化疗。手术和放疗后行 PET/CT 显像，如间隔时间过短，可能出现假阳性。化疗后，原发灶、淋巴结和肝脏病变可能出现假阴性（病理学证实的病灶未摄取 ¹⁸F-FDG）。术后并发症，如血肿和脓肿可摄取 ¹⁸F-FDG，导致假阳性。吻合口可出现弥漫性或局灶性 ¹⁸F-FDG 摄取，需要仔细分析 CT 图像上吻合口部位有无异常增厚或肿块性病变，以鉴别是否有病灶存在（图 5.23）。外源性骨髓刺激或化疗后可出现骨髓摄取 ¹⁸F-FDG 增高，导致骨髓病灶易被漏诊（图 5.24）。因治疗造成的假阴性病灶可使 ¹⁸F-FDG 摄取难以与真正的病灶鉴别，此时需要结合临床诊断（图 5.25）。

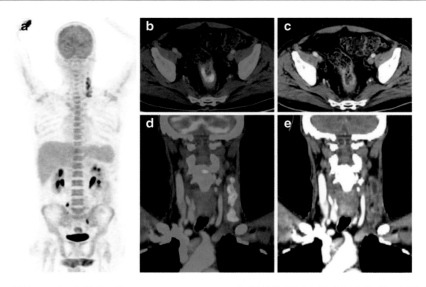

图 5.21　男性,53 岁,直肠癌。^{18}F–FDG PET/CT(a,MIP)初始分期显示直肠癌原发灶明显摄取 ^{18}F–FDG (b,c)。盆腔和腹部未见明显肿大淋巴结,但左侧颈部淋巴结可见异常 ^{18}F–FDG 摄取(d,e)。颈部淋巴结活检证实为淋巴结结核。

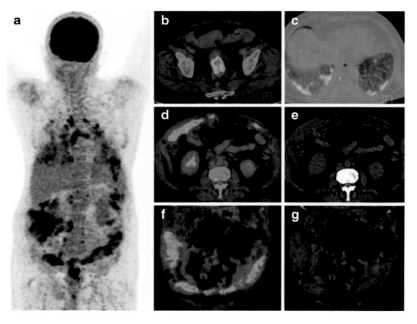

图 5.22　男性,66 岁,乙状结肠癌。^{18}F–FDG PET/CT 显示原发灶明显摄取 ^{18}F–FDG(b),另外可见腹膜结节和腹膜增厚处(d~f)、肺部病灶(c)以及纵隔淋巴结均明显摄取 ^{18}F–FDG。

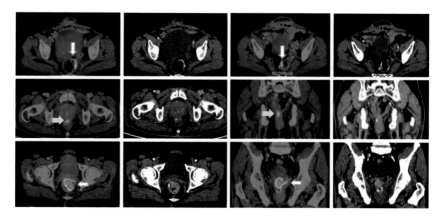

图 5.23　吻合口部位摄取 ¹⁸F-FDG；第 1 行图像为术后 4 周的 ¹⁸F-FDG PET/CT 图像，显示吻合口术后炎症(红色箭头所示)，局部未见异常肠壁增厚。第 2 行图像为术后 2 年的 ¹⁸F-FDG PET/CT 图像，患者 CEA 水平升高，吻合口可疑增厚处有轻度的 ¹⁸F-FDG 摄取(黄色箭头所示)，建议对吻合口进一步行结肠镜检查。第 3 行图像为术后 1.5 年的 ¹⁸F-FDG PET/CT 图像，吻合口处有明显 ¹⁸F-FDG 摄取，为明确的复发病灶(绿色箭头所示)。

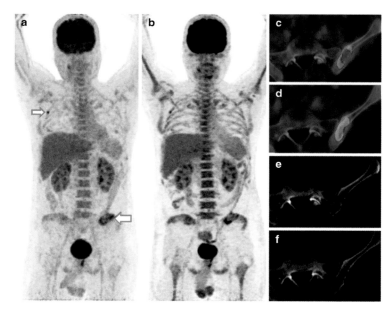

图 5.24　男性,56 岁,直肠癌手术和化疗后,随访中出现 CEA 水平升高。¹⁸F-FDG PET/CT(a,MIP)显示左侧髂骨(红色箭头所示)和右侧第 3 肋(绿色箭头所示)摄取增高。左侧髂骨处活检证实为转移,患者随后进行了 3 个疗程的化疗。行 ¹⁸F-FDG PET/CT 进行治疗后评估,(b)由于盆腔放疗野的影响,骨髓弥漫性 ¹⁸F-FDG 摄取增高。(c)左侧髂骨 ¹⁸F-FDG 摄取增高,相应部位出现溶骨性骨质改变(e)。仔细观察可以发现,治疗后 ¹⁸F-FDG 摄取增高(d),左侧髂骨病变处有轻度硬化改变(f),且未发现其他异常病变。

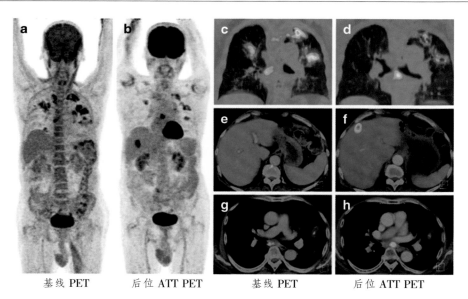

基线 PET   后位 ATT PET   基线 PET   后位 ATT PET

图 5.25　66 岁直肠癌患者,治疗后随访出现不明原因的体重减轻、食欲下降和 CEA 水平升高。为明确病因,行 ^{18}F-FDG PET/CT 显像。(a)MIP 图显示双肺上叶空洞性病变(c)和纵隔淋巴结(g)明显摄取 ^{18}F-FDG,经支气管肺泡灌洗证实抗酸杆菌存在,随后行抗结核治疗(ATT)。经过 6 个月 ATT 治疗,患者 CEA 水平升高,再次行 ^{18}F-FDG PET/CT 显像(b,MIP)。从图像可以看出,除腋窝淋巴结摄取 ^{18}F-FDG 增高外(h),双肺病灶(d)和纵隔淋巴结 ^{18}F-FDG 摄取程度较前明显降低。肝脏内发现明显摄取 ^{18}F-FDG 的新病灶(e,PET 轴位图像未见肝脏病灶;f,ATT 治疗后随访 PET 同层面图像,可见肝脏异常病灶),考虑可疑转移。最后经活检病理证实为转移灶。

结论

　　PET/CT 是直肠癌诊疗管理中的重要工具。在阅读 PET/CT 图像时,详细了解临床病史、尽量减少人为的技术失误、了解生理性变异和 PET/CT 图像的缺点,将有助于给出更准确的判断。

要点

　　• 充分了解腹部和盆腔的生理性摄取部位是阅读结直肠癌 ^{18}F-FDG PET/CT 图像的必要前提。

　　• 呼吸运动伪影主要影响膈肌周围的病变,尤其肝脏和肺基底病变。先单独阅读 PET 图像,然后在 CT 图像上识别相关的异常将有助于诊断。

　　• 肠蠕动和体位改变也会导致配准不良,尤其是小肠成像。

- 肝脏生理性摄取 ¹⁸F-FDG 呈均匀的斑片状分布，且摄取程度略高于脾脏。通过检查 ¹⁸F-FDG 在最大密度投影图像中的摄取是否明显以及对比增强 CT 或 MRI 图像上是否存在相应的病变来确定肝脏可疑 ¹⁸F-FDG 摄取是十分重要的。
- 胃炎常伴有弥漫性 ¹⁸F-FDG 摄取。如果认为胃的局灶性 ¹⁸F-FDG 摄取临床意义显著，可通过胃镜检查进一步评估。
- 口服造影剂在诊断小肠病变时尤为有用，并且常被用于 ¹⁸F-FDG PET/CT 显像。但是，直肠造影剂并不常用。
- 结合同机 CT 图像进行诊断对于解释结肠 ¹⁸F-FDG 摄取是至关重要的。
- 结肠局部 ¹⁸F-FDG 高摄取在高达 68% 的病例中可能为肿瘤性病变，需行结肠镜或 CT 结肠造影进一步评估。
- 糖尿病患者服用二甲双胍后，可能出现大肠和小肠大量摄取 ¹⁸F-FDG。
- 显像剂在肾盏或肾盂、扩张的输尿管或膀胱憩室中局灶性积聚时，可能误诊为盆腔或腹膜后淋巴结转移。
- 卵巢和子宫的生理性摄取在月经周期的不同阶段有所不同。
- 手术和放疗后行 PET/CT 显像，如间隔时间过短，可能出现假阳性。
- 化疗后，原发灶、淋巴结和肝脏病变可能出现假阴性（病理学证实的病灶未摄取 ¹⁸F-FDG）。
- 术后并发症，如血肿和脓肿可摄取 ¹⁸F-FDG，导致假阳性。
- 吻合口可出现弥漫性或局灶性 ¹⁸F-FDG 摄取，需要仔细分析 CT 图像上吻合口部位有无异常增厚或肿块性病变，以鉴别是否有病灶存在。

参考文献

1. Laurens ST, Oyen WJ. Impact of fluorodeoxyglucose PET/computed tomography on the management of patients with colorectal cancer. PET Clin. 2015;10(3):345–60.
2. Petersen RK, Hess S, Alavi A, et al. Clinical impact of FDG-PET/CT on colorectal cancer staging and treatment strategy. Am J Nucl Med Mol Imaging. 2014;4(5):471–82.
3. Kostakoglu L, Hardoff R, Mirtcheva R, Goldsmith SJ. PET—CT fusion imaging in differentiating physiologic from pathologic FDG uptake. Radiographics. 2004;24(5):1411–31.
4. Kostakoglu L, Agress H, Goldsmith SJ. Clinical role of FDG PET in evaluation of cancer patients. Radiographics. 2003;23:315–39.
5. Blake MA, Singh A, Setty BN, et al. Pearls and pitfalls in interpretation of abdominal and pelvic PETCT. Radiographics. 2006;26(5):1335–53.
6. Emmott J, Sanghera B, Chambers J, Wong WL. The effects of Nbutylscopolamine on bowel uptake: an 18FFDG PET study. Nucl Med Commun. 2008;29(1):11–6.
7. Corrigan AJ, Schleyer PJ, Cook GJ. Pitfalls and artifacts in the use of PET/CT in oncology imaging. Semin Nucl Med. 2015;45(6):481–99.
8. Kapoor V, McCook BM, Torok FS. An introduction to PET CT imaging. Radiographics. 2004;24(2):523–43.

9. Sureshbabu W, Mawlawi O. PET/CT imaging artifacts. J Nucl Med Technol. 2005;33(3):156–61. quiz 63–64

10. Mawlawi O, Erasmus JJ, Pan T, et al. Truncation artifact on PET/CT: impact on measurements of activity concentration and assessment of a correction algorithm. AJR Am J Roentgenol. 2006;186(5):1458–67.

11. McDermott S, Skehan SJ. Whole body imaging in the abdominal cancer patient: pitfalls of PET-CT. Abdom Imaging. 2010;35(1):55–69.

12. Donadon M, Bona S, Montorsi M, et al. FDG-PET positive granuloma of the liver mimicking local recurrence after hepatic resection of colorectal liver metastasis. Hepato-Gastroenterology. 2010;57:138–9.

13. Bares R, Klever P, Hauptmann S, et al. F18 fluorodeoxyglucose PET in vivo evaluation of pancreatic glucose metabolism for detection of pancreatic cancer. Radiology. 1994;192(1):79–86.

14. Friess H, Langhans J, Ebert M, et al. Diagnosis of pancreatic cancer by [18F] fluoro-2-deoxy-d-glucose positron emission tomography. Gut. 1995;36(5):771–7.

15. Culverwell AD, Scarsbrook AF, Chowdhury FU. False-positive uptake on 2-[18F]-fluoro-2-deoxy-D-glucose(FDG)positron-emission tomog- raphy/computed tomography(PET/CT) in oncological imaging. Clin Radiol. 2011;66:366–82.

16. Treglia G, Taralli S, Salsano M, et al. Prevalence and malignancy risk of focal colorectal incidental uptake detected by 18F-FDG-PETorPET/CT: a meta-analysis. Radiol Oncol. 2014;48(2):99–104.

17. Gontier E, Fourme E, Wartski M, et al. High and typical 18F-FDG bowel uptake in patients treated with metformin. Eur J Nucl Med Mol Imaging. 2008;35:95–9.

第 **6** 章
PET/CT 在结直肠癌中的应用

Yong Du

本章纲要

6.1 引言

结直肠癌又称大肠癌,其在英国男性和女性常见肿瘤中均排第 3 位,男性发病率为 14%,女性发病率为 11%。2011 年,英国有 41 581 例大肠癌新发病例,是英国第二常见的癌症死亡原因,占所有癌症死亡人数的 10%。2010—2011 年,英格兰和威尔士大肠癌患者的 5 年总体生存率为 59%。结直肠癌也是全球第三大常见的肿瘤,2012年确诊的新发病例超过 136 万例(占确诊肿瘤病例总数的 10%)。

自 20 世纪 70 年代以来,在英国和欧洲其他地区,大肠癌的死亡率整体上有所下降,这可能是由于更早的发现和更好的治疗方案。在过去的 10 年中,欧洲结直肠癌患者的年龄标准化死亡率在男性中下降了 15%,在女性中下降了 12%。尽管如此,大肠癌的负担和死亡率仍然很高。进一步提高诊断准确性,特别是肿瘤的 TNM 分期及对生物学特性描述的准确性,对 MDT 选择更好的治疗方法至关重要[1-3]。除了 CT、超声和 MRI 等传统形态学成像方式外,¹⁸F-FDG PET/CT 在结直肠癌优化管理的几个关键领域中也发挥着重要作用。在表 6.1 和后续的讨论中，详细列举、介绍了 ^{18}F–FDG PET/CT 在结直肠癌中的应用。

6.2 原发肿瘤的诊断与分期

在结肠或直肠癌的常规分期前，需要完成结肠镜检查和胸、腹部 CT 检查。此外，对所有直肠癌患者均应行盆腔 MRI 检查，以获得更多的局部病变信息[2]。

一般来说，对结直肠癌患者不常规行 ^{18}F–FDG PET/CT 检查，除非 CT 发现肝转移。[18]F–FDG PET/CT 在排除肝外转移方面比 CT 更敏感，如果 ^{18}F–FDG PET/CT 证实没有肝转移，可考虑行根治性肝脏手术。如果用 CT 或 MRI 扫描进行分期，发现髂总血管区域淋巴结转移或存在不确定的肺、肝、骨的病变等，也应进行 ^{18}F–FDG PET/CT 检查。

如果其他成像方式(如 CT)已经证实有广泛的转移，且患者不符合根治性治疗的条件，则不需要进行 ^{18}F–FDG PET/CT 检查[2]。

表 6.1　结直肠癌 [18]FDG PET/CT 临床检查适应证

	^{18}F–FDG PET/CT 检查适应证	解释
分期/诊断	非常规检查	病变显示代谢活性增高
	如果 CT 发现同步肝转移，患者需要进行根治性治疗时,应行该项检查	
	如果 CT 或 MRI 发现髂淋巴结转移,应行该项检查	
	如果 CT 发现可疑的转移病灶，应行该项检查	
分期/反应评估	非常规检查	重新评估 ^{18}F–FDG PET/CT 时，应考虑患者的临床病史，包括既往放化疗史、局部靶向治疗史(如 RFA 或手术史)
	如果不考虑手术治疗或 CT/MRI 不确定时,应该考虑该项检查	
检测复发	复发患者考虑行根治性治疗,治疗前应行此项检查	^{18}F–FDG PET/CT 阅片时，应考虑患者的临床病史，包括放化疗史,局部靶向治疗史(如 RFA 或手术史)
	肿瘤标记物升高和(或)临床怀疑复发,但其他影像学检查阴性或不确定时,应行此项检查	
	评估性质不定的骶前肿块时	

6.3 治疗反应评估

前一章在结直肠癌的管理中提到,手术是局限性结直肠癌的主要治疗方式。然而,中低位直肠癌(距肛门边缘 10cm)的治疗与结肠癌或乙状结肠癌有很大的不同。虽然结肠肿瘤的局部手术更可行,但中低位直肠癌的切除则更具挑战性。由于直肠的解剖位置的特殊性,手术受多种因素的限制,特别是从手术以及术后生活质量的角度来看,尽可能地保护括约肌的功能和保持泌尿生殖系统的功能都是非常重要的。因此,对于结肠癌的辅助化疗,通常建议只对局部晚期结肠癌患者术后使用。但对所有中低位直肠癌患者,均建议行新辅助放化疗,可以降低肿瘤的分期,从而降低局部复发的风险,提高 R0 切除的概率,保留括约肌功能,避免造瘘术。而部分患者经新辅助放化疗后,如达到病理完全缓解,甚至可以避免手术。

目前还没有很好的影像学方法能可靠地评估肿瘤对治疗的反应,并预测完全缓解。尽管这些成像技术可以评估肿瘤缩小的程度,但受多种因素的影响,其对病理 T 分期、退缩率或病理学证实的治疗反应的评估准确性较低,这主要是由于这些成像技术无法检测到微小的病变[2]。

最近的研究表明,弥散加权 MRI 可能比 MRI 对预测病理完全缓解有更好的敏感性,但这一预测作用的准确性有限。同样,18F-FDG PET/CT 在预测病理完全缓解方面的作用也在研究中。有学者正在进行相关研究,比较 18F-FDG PET/CT 是否比 MRI 能更好地评估治疗后反应,或者 18F-FDG PET/CT 和 MRI 联合是否比各自单独使用有更高的预测功效(图 6.1)[4-11]。

随着放射治疗技术的进步,临床关心的另一个领域是功能性磁共振成像、18F-FDG、18F-FLT 或 18F-FIMISO PET/CT 能否识别耐放射治疗的肿瘤组织,这样就能针对这部分组织进行局部增强放疗,从而实现更高的疾病控制率、更小的辐射损伤。

6.4 复发病灶的检查

与 CT 或 MRI 相比,18F-FDG PET/CT 在探测全身转移病灶方面具有更高的敏感性。因此,肿瘤复发时,拟行根治性手术和(或)转移性切除术的患者,术前应进行 18F-FDG PET 检查,以避免无效的侵袭性干预。

同样,当肿瘤标志物(如 CEA)升高和(或)临床怀疑复发,而其他影像学检查结果为阴性或不明确时,也应进行 18F-FDG PET/CT 检查。

18F-FDG PET/CT 的另一个适应证是评估术后骶前肿块的性质。直肠癌患者根治性切除术后出现持续性骶前软组织肿块比较常见。在传统的形态学成像方式中,这

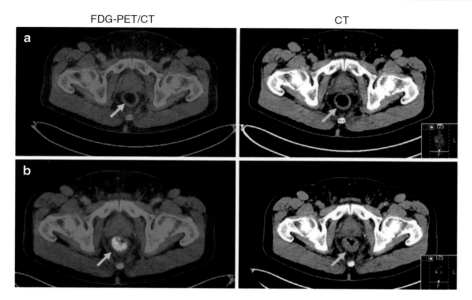

图 6.1   新辅助放化疗 4 周后进行的 ^{18}F-FDG PET/CT 显示低位直肠癌患者真正的完全病理缓解。

种肿块的大小和形态是可变的,因此,在 CT 上很难判断肿块内是否有活跃的肿瘤生长,除非肿块增大明显。

6.5 正常变异和伪影

21 世纪初出现的 ^{18}F-FDG PET/CT 相较于过去单独的 ^{18}F-FDG PET 提高了对非肿瘤性摄取和伪影的识别。然而,在对 ^{18}F-FDG PET/CT 图像进行分析时,需时刻牢记表 6.2 中总结的常见伪影。

肠道非特异性摄取:另一种生理性摄取是肠壁平滑肌非特异性 ^{18}F-FDG 摄取。虽然这种非特异性摄取与结直肠癌不同,但通常是弥漫性的,且分布程度相对较低。利用 ^{18}F-FDG PET/CT 中的 CT 表现,通常不难识别这种生理性摄取,因其不会出现相应的肠壁增厚,而肠壁增厚是结直肠癌的典型特征。

尤其要注意糖尿病患者,服用降糖药(如二甲双胍)后,大肠 ^{18}F-FDG 摄取通常会增高。这种变异很容易与患者的用药史相关联,而且这种显像剂摄取通常是沿着大肠弥漫性分布的,不会出现肠壁增厚。

憩室炎:有时活动性大肠憩室炎也可导致局灶性或弥漫性 ^{18}F-FDG 摄取增高。借助 CT 可以更好地识别这种变异。

黏液腺癌:^{18}F-FDG 在黏液腺癌或印戒细胞癌(占结直肠癌的 10%~15%)中具有

表 6.2　结直肠癌 ^{18}F–FDG PET/CT 的正常变异和伪影

正常变异和伪影	^{18}F–FDG PET/CT 图像特征
肠道非特异性摄取	沿着大肠弥漫性低摄取
	糖尿病患者服用二甲双胍后出现肠道高摄取,但 CT 未见肠道管壁增厚
憩室炎	摄取程度不一,PET/CT 中 CT 往往提示与肠道憩室炎有关
黏液腺癌	^{18}F–FDG 的摄取程度不一,但在黏液腺癌中通常是相对低摄取,因此检查这类癌症的敏感性较低
泌尿系统高摄取	通常在 PET/CT 相应 CT 图像的帮助下可以很容易地识别,但对于体型消瘦或术后解剖结构紊乱的患者可能很难识别
骶前软组织肿块	非癌性的骶前软组织肿块通常表现为摄取减低。如含有活跃的炎症成分,则摄取增高。这时很难区分炎症和肿瘤浸润。可能需要间隔一段时间重新扫描或进行活检

低亲和性,这主要是由于肿瘤细胞含量低和黏液蛋白含量丰富。在 Berger 等的回顾性观察中,[18]F–FDG PET 仅检测到 59%(13/22)的黏液腺癌。

泌尿系统高摄取:[18]F–FDG 经泌尿系统排出人体,因此,泌尿系统会出现生理性摄取。借助现代 PET/CT 中相应 CT 图像,通常不难识别尿道影像,但有时很难将小的高代谢活性的腹膜后结节与邻近高代谢活性的输尿管区分开来;而且有时也很难区分直肠癌病变与邻近膀胱的分界,特别是直肠病变侵及邻近组织时更难以区分。在这种情况下行增强 CT 或盆腔 MRI 可能对患者更有益。

骶前软组织肿块:直肠癌患者术后出现非特异性的骶前软组织肿块比较常见。大多数情况下,骶前软组织肿块是由术后炎症引起的组织纤维化形成的,其边界通常不清,体积较小,可随时间逐渐缩小。然而,局部复发是直肠癌的常见问题,而且通常累及的也是骶前区域。[18]F–FDG PET/CT 在复发与慢性纤维化组织的早期鉴别中具有独特的优势,因为后者要么表现为 ^{18}F–FDG 阴性,要么表现为非常低的弥漫性摄取;而前者通常表现为局灶性或不规则的 ^{18}F–FDG 高摄取。然而唯一的缺点是,造瘘术等可能引起骶前炎症。当骶前肿块含有活动性炎症成分时,也会表现为摄取增高,这时很难与肿瘤浸润鉴别。

^{18}F–FDG PET/CT **扫描时间**:至少于术后 4 周或放化疗结束后再进行常规的 ^{18}F–FDG PET/CT 检查。术后炎性组织会摄取显像剂,从而出现假阳性,而放疗后局部炎性反应也可能导致假阳性。同样的,即使在手术或其他治疗结束后很长时间才进行 PET/CT 扫描,肠壁仍存在较低的非特异性生理性 ^{18}F–FDG 摄取,这时 ^{18}F–FDG PET/CT 很难鉴别或排除小体积的残留病灶。尽管有经验的影像医生很容易识别出非特异性的生理性摄取,但对于微小病灶的鉴别仍然是目前所有影像技术的一个难点。

要点

- 除了 CT、超声和 MRI 等传统形态学成像方式外，^{18}F–FDG PET/CT 在结直肠癌的几个关键领域中也发挥着重要作用。

原发肿瘤的诊断与分期

- 对结直肠癌患者不常规行 ^{18}F–FDG PET/CT 检查，除非 CT 发现肝转移。如果没有肝外转移，可考虑行根治性肝脏手术。

- 如果用 CT 或 MRI 扫描进行分期，发现淋巴结转移或不确定的肺、肝、骨的病变等，也应进行 ^{18}F–FDG PET/CT 检查。

治疗反应评估

- 最近的研究表明，弥散加权 MRI 可能比 MRI 对预测病理完全缓解有更好的敏感性，但这一预测作用的准确性有限。同样，^{18}F–FDG PET/CT 在预测病理完全缓解方面的作用也在研究中。

复发病灶的检查

- 与 CT 或 MRI 相比，^{18}F–FDG PET/CT 在探测全身转移病灶方面具有更高的敏感性。

- 当肿瘤标志物升高（如 CEA）和（或）临床怀疑复发，而其他影像学检查结果为阴性或不明确时，也应进行 ^{18}F–FDG PET/CT 检查。

- ^{18}F–FDG PET/CT 的另一个适应证是评估术后骶前软组织肿块的性质。

参考文献

1. DeSantis CE, Lin CC, Mariotto AB, et al. Cancer treatment and survivorship statistics, 2014. CA Cancer J Clin. 2014;64:252–71.
2. Schmoll HJ, Van CE, Stein A, et al. ESMO consensus guidelines for management of patients with colon and rectal cancer. A personalized approach to clinical decision making. Ann Oncol. 2012;23:2479–516.
3. Siegel R, DeSantis C, Jemal A. Colorectal cancer statistics, 2014. CA Cancer J Clin. 2014;64:104–17.
4. Berger KL, Nicholson SA, Dehdashti F, et al. FDG PET evaluation of mucinous neoplasms: correlation of FDG uptake with histopathologic features. AJR Am J Roentgenol. 2000;174:1005–8.
5. Brush J, Boyd K, Chappell F, et al. The value of FDG positron emission tomography/computerised tomography (PET/CT) in pre-operative staging of colorectal cancer: a systematic review and economic evaluation. Health Technol Assess. 2011;15:1–192.
6. Lastoria S, Piccirillo MC, Caraco C, et al. Early PET/CT scan is more effective than RECIST in predicting outcome of patients with liver metastases from colorectal cancer treated with preoperative chemotherapy plus bevacizumab. J Nucl Med. 2013;54:2062–9.
7. Maizlin ZV, Brown JA, So G, et al. Can CT replace MRI in preoperative assessment of the circumferential resection margin in rectal cancer? Dis Colon rectum. 2010;53:308–14.
8. Perez RO, Habr-Gama A, Gama-Rodrigues J, et al. Accuracy of positron emission tomogra-

phy/computed tomography and clinical assessment in the detection of complete rectal tumor regression after neoadjuvant chemoradiation: long-term results of a prospective trial (National Clinical Trial 00254683). Cancer. 2012;118:3501–11.

9. Siriwardena AK, Mason JM, Mullamitha S, et al. Management of colorectal cancer presenting with synchronous liver metastases. Nat Rev Clin Oncol. 2014;11:446–59.

10. Stein A, Hiemer S, Schmoll HJ. Adjuvant therapy for early colon cancer: current status. Drugs. 2011;71:2257–75.

11. Tagliabue L. The emerging role of FDG PET/CT in rectal cancer management: is it time to use the technique for early prognostication? Eur J Nucl Med Mol Imaging. 2013;40:652–6.

第 **7** 章
结直肠癌 PET/CT 图集

Yong Du

本章纲要

7.1　病例 1：横结肠原发癌灶。CT 分期：T3N2M0

临床资料：女性患儿，9 岁，FOB 阳性。结肠镜检查发现横结肠处有不可通过性狭窄，CT 扫描显示横结肠内一个约 3.5cm 的环形病变，呈典型的"苹果核"样表现，如图 7.1 所示。

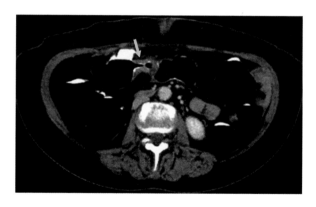

图 7.1

教学要点：CT 扫描和结肠镜检查是结肠癌分期的主要方式。结肠癌典型的 CT 表现通常被描述为"苹果核"样，这是由肿瘤相关的肠壁增厚/狭窄所致，如本病例所示。

7.2 病例 2:乙状结肠原发癌灶。CT 分期:T3N2M0

临床资料:男性,74 岁,FOB 阳性。结肠镜检查发现乙状结肠肿块性病变,活检证实为中分化腺癌。CT 扫描显示乙状结肠内一个约 5cm 的环形病变,如图 7.2 所示。

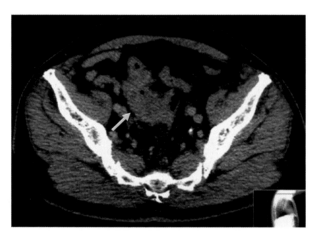

图 7.2

教学要点:CT 扫描和结肠镜检查是结肠癌分期的主要方式。此处所示结肠癌典型的 CT 表现为累及肠袢的周壁增厚。

7.3 病例 3:结肠脾曲腺癌。CT 分期:T4N2M0

临床资料:女性,65 岁,急性 PR 出血。结肠镜检查发现脾曲处有肿块性病变(图 7.3),组织学证实为中分化腺癌。CT 扫描显示一个约 5cm 的环形病灶,与左肾前缘及上极密切相关,如图 7.3 所示。对患者进行新辅助化疗。

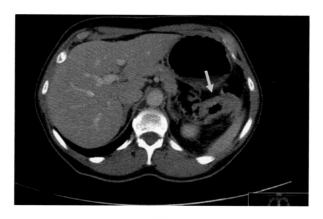

图 7.3

教学要点:CT 扫描和结肠镜检查是结肠癌分期的主要方式。如本病例所示,CT 对描述原发性结肠癌的范围以及评估其与邻近器官或结构的关系非常有用。

7.4 病例 4：环形乙状结肠腺癌伴邻近结肠壁外浸润。CT 分期：T3N1M0

　　临床资料：男性，83 岁，出现下腹痛及肠梗阻症状。组织学证实为中分化腺癌。CT 图像如图 7.4 所示。对患者进行手术治疗。

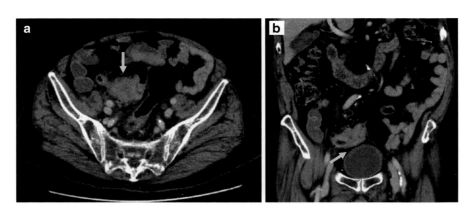

图 7.4　(a)CT 轴位图像显示乙状结肠内约 5cm 环形肿块伴壁外浸润（箭头所示）；(b)CT 冠状位图像显示肿瘤与膀胱清晰分离（箭头所示）。

　　教学要点：CT 扫描和结肠镜检查是结肠癌分期的主要方式。CT 对于描述结肠原发癌的范围以及评估其与邻近器官或结构的关系非常有用。另外，除了轴位图像外，三维图像有助于评估病变。

7.5 病例 5:盲肠原发癌伴肠系膜结节状及广泛肝转移。CT 分期:T3N1M1

临床资料:女性,88 岁,出现体重减轻和小细胞贫血,组织学证实为低分化腺癌。CT 图像如图 7.5 所示。患者经建议接受姑息性治疗。

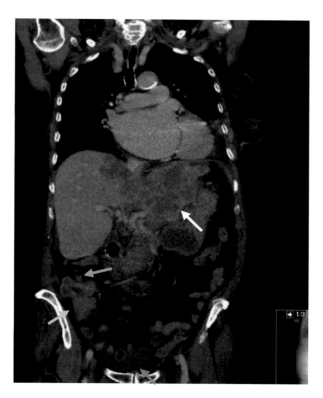

图 7.5　CT 冠状位图像显示盲肠内一个约 5cm 环形肿块(黄色箭头所示),伴有局部淋巴结转移灶(绿色箭头所示)、较大的肝转移灶(白色箭头所示)和少量腹水(红色箭头所示)。

教学要点:CT 扫描和结肠镜检查是结肠癌分期的主要方式。如本病例所示,CT 对描述结肠原发癌的范围和发现转移病灶是非常有用的。

7.6 病例 6：环形腺癌伴邻近结肠淋巴结转移及邻近腹膜浸润。CT 分期：T4N2M0

临床资料：男性，69 岁，表现为 PR 出血。结肠镜检查在降结肠发现一坏死性肿块病变，组织学证实为中分化腺癌。CT 图像如图 7.6 所示。对患者进行手术治疗。

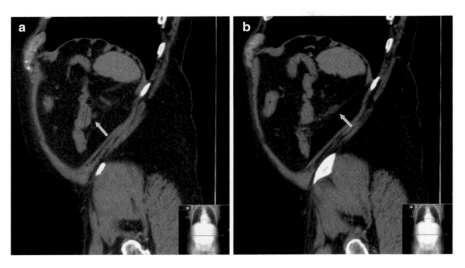

图 7.6 （a）CT 矢状位图像显示降结肠原发病灶伴有邻近淋巴结转移（箭头所示）；（b）CT 矢状位图像显示结肠原发癌后方的腹膜增厚（箭头所示），符合疾病浸润和 T4 分期。

教学要点：CT 扫描和结肠镜检查是结肠癌分期的主要方式。如本病例所示，CT 对描述结肠原发癌的范围以及评估其与邻近器官或结构的关系非常有用。

7.7 病例 7：环形腺癌。CT 分期：T3N1M0

临床资料：女性，81 岁，有慢性淋巴细胞白血病(CLL)病史 14 年，出现腹泻，考虑与 CLL 化疗有关。结肠镜检查发现横结肠有环形肿块，组织学证实为低分化腺癌。CT 图像如图 7.7 所示。

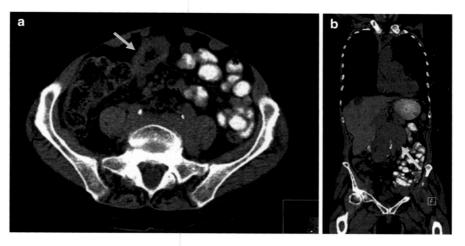

图 7.7　(a)CT 轴位图像显示横结肠内一个约 5cm 的原发癌灶及较小的肠系膜淋巴结(箭头所示)；(b)CT 冠状位图像显示广泛的淋巴结病变(箭头所示)。

教学要点：CT 扫描和结肠镜检查是结肠癌分期的主要方式。然而，如本病例所示，有时很难区分转移性淋巴结与潜在的血液增生性疾病，如低级别淋巴瘤或 CLL。

7.8 病例 8：半环形腺癌。MRI 分期：T2N0M0

临床资料：男性，78 岁，已知患有前列腺癌。前列腺 MRI 扫描偶然发现一个直肠肿块，组织学证实为中分化腺癌。MRI 扫描显示直肠内局限于 2~5 点钟位置的一个约 2cm 的半环形肿块，如图 7.8 所示。

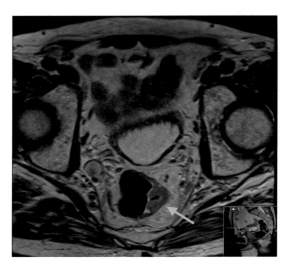

图 7.8

教学要点：MRI 扫描是评估直肠癌的主要成像方式。MRI 对于描述直肠原发癌的范围以及评估其与邻近肌肉组织和器官的关系非常有用，可指导手术。

7.9　病例 9：低位直肠中分化腺癌。MRI 分期：T4N2M0

临床资料：男性，31 岁，有直肠出血史。纤维乙状结肠镜显示低位直肠癌延伸至肛管。MRI 扫描显示一个环形肿块，伴有 1 点钟位置的壁外向前扩散，并触及前列腺后表面，如图 7.9 所示。

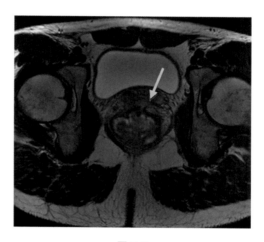

图 7.9

教学要点：MRI 扫描是评估直肠癌的主要成像方式。MRI 对于描述直肠原发癌的范围以及评估其与邻近肌肉组织和器官的关系非常有用，可指导治疗。

7.10 病例 10：局部晚期直肠腺癌。MRI 分期：T4N2Mx

临床资料：男性，32 岁，表现为排便频率增加和出血量增加。MRI 扫描显示一个约 7cm 长的局部晚期的低位直肠肿瘤伴有前壁外扩散，并于 9 点钟位置触及前列腺，如图 7.10 所示。组织学证实为低分化腺癌。

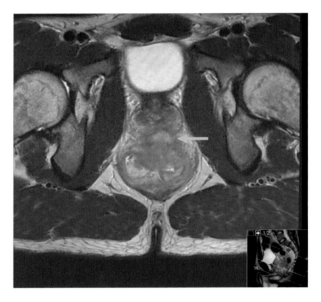

图 7.10

教学要点：MRI 扫描是评估直肠癌的主要成像方式。MRI 对于描述直肠原发癌的范围以及评估其与邻近肌肉组织和器官的关系非常有用，可指导治疗。

7.11　病例 11：局部晚期直肠腺癌伴直肠系膜多发淋巴结转移。¹⁸F-FDG PET/CT 分期：T4N2M0

临床资料：男性，46 岁，表现为直肠出血，活检证实为低分化腺癌。¹⁸F-FDG PET/CT 扫描显示显像剂分布增多的直肠癌原发灶伴直肠系膜多发淋巴结转移，如图 7.11 所示。

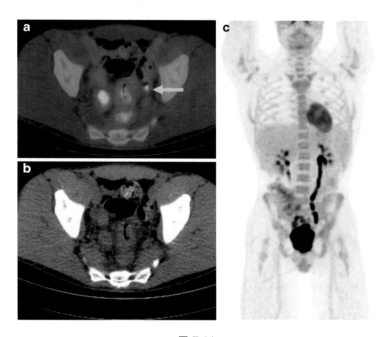

图 7.11

教学要点：¹⁸F-FDG PET/CT 是评估结直肠癌尤其是检测远处转移病灶的非常有用的工具。缺点之一是盆腔内泌尿系统的显像剂分布增多（如本病例所示）；直肠癌原发灶有很高的 ¹⁸F-FDG 摄取，可见扩散至右侧直肠系膜的淋巴结转移（图 7.11），同时局灶性 ¹⁸F-FDG 摄取增高的病灶也出现在左侧盆腔区域（箭头所示），但左侧未见相应的淋巴结病变。这是由于左侧输尿管中的尿液摄取增高在 MIP 图像上显示更好，见图 7.11。

7.12 病例 12：中度分化横结肠癌伴孤立性肝第Ⅷ段转移，CT 分期和肝脏 MRI 扫描结果尚不能确定。^{18}F–FDG PET/CT 分期：T3N1M0

临床资料：男性，71 岁，临床表现为贫血，经结肠镜检查确诊为横结肠中分化腺癌。后行 CT 扫描，轴位图像显示原发性孤立肝转移（图 7.12a，箭头所示），分期为 T3N1。后行专门的肝脏 MRI 扫描进一步评估，但结果不确定（图 7.12b，箭头所示）。因此，行 ^{18}F–FDG PET/CT 扫描，结果显示为结肠原发性病变 ^{18}F–FDG 摄取增高（图 7.12c，箭头所示），但肝脏病变未显示代谢活性增高，可能为良性病变。

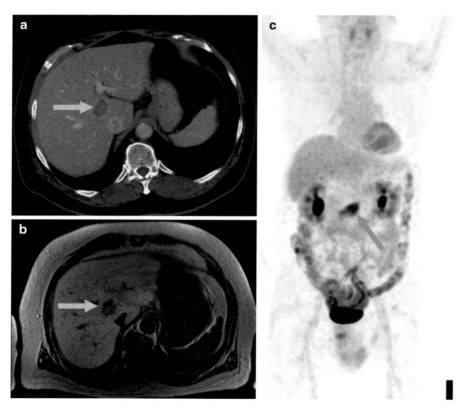

图 7.12

教学要点：如本病例所示，^{18}F–FDG PET/CT 是评估结直肠病变非常有用的工具，尤其是在 CT 或 MRI 检查结果不确定的情况下。

7.13 病例 13：直肠低分化腺癌术后 3 年复发

临床资料：男性，88 岁，直肠癌（T2N0M0）切除术后 3 年，CEA 升高。¹⁸F–FDG PET/CT 扫描显示，右骶前间隙有孤立的 ¹⁸F–FDG 高摄取软组织病变，见图 7.13。后对患者进行姑息性放疗，CEA 从 15μg/L 降到了 6μg/L。

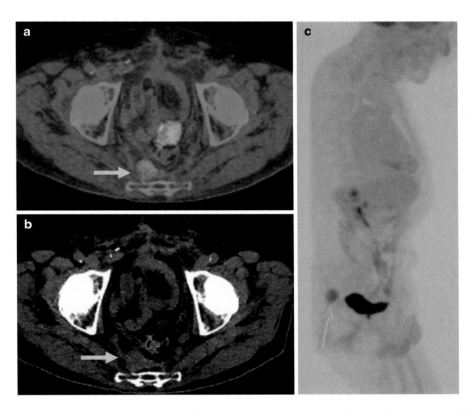

图 7.13　（a）融合 ¹⁸F–FDG PET/CT 图像显示一个大小约 2.8cm×23cm 的骶前软组织病灶，呈 ¹⁸F–FDG 高摄取（黄色箭头所示）；病变可在相应的 CT 图像上被识别（b）（黄色箭头所示）；也可在 MIP 图像的侧视图中得以识别（c）（绿色箭头所示）。

教学要点：¹⁸F–FDG PET/CT 是检查直肠癌复发非常有用的工具，尤其是从术后瘢痕组织中鉴别复发性疾病时，复发通常是在骶前间隙，如本病例所示。

7.14 病例 14：结肠癌术后 8 年复发

临床资料：女性，67 岁，有结肠癌病史（于 8 年前切除），临床表现为每日腹部中央及下腹部疼痛，且大便次数增多，CEA 升高。CT 扫描图像显示，沿肠系膜上动脉（SMA）发现有新的软组织增厚病变，怀疑为复发性疾病（图 7.14a，b）。¹⁸F-FDG PET/CT 显示代谢活性增高（图 7.14c，d）。对患者继续进行化疗。

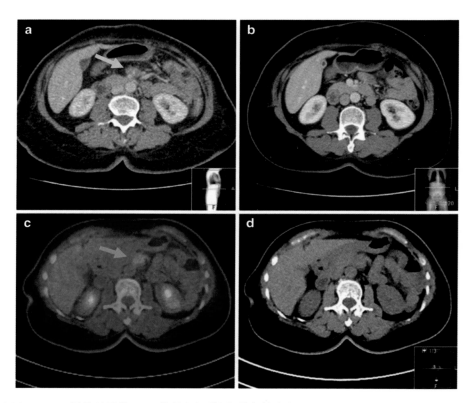

图 7.14　(a)CT 图像显示沿 SMA 的软组织增厚（黄色箭头所示）；(b)上一次（2 年前）CT 扫描时未发现；(c)随后的 ¹⁸F-FDG PET/CT 扫描发现，该软组织的代谢活性增强（绿色箭头所示）；(d)¹⁸F-FDG PET/CT 扫描的相应 CT 图像。

教学要点：¹⁸F-FDG PET/CT 是检查复发性结直肠癌非常有用的工具，尤其是在较为罕见的部位鉴别复发性疾病时。

7.15 病例 15：Duke B 期结肠癌孤立性肺转移切除术后右肺门复发

临床资料：女性，81 岁，3 年前因乙状结肠中分化腺癌行前切除术，2 年前因出现一个孤立性肺转移灶行右上叶切除术。随访 2 年，CT 显示右肺门可疑复发（图 7.15a 和 b，箭头所示）。^{18}F–FDG PET/CT 显示右肺门软组织复发伴 ^{18}F–FDG 高摄取（图7.15c 和 d，箭头所示）。患者随后接受射波刀放射治疗。

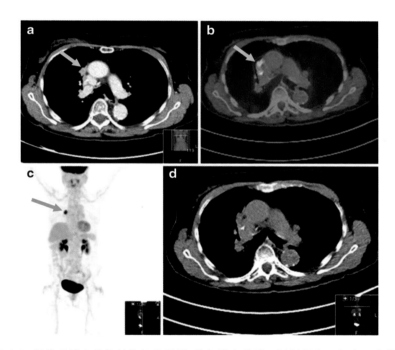

图 7.15 （a）CT 图像显示右前肺门软组织增厚（黄色箭头所示），怀疑复发。但由于先前所行手术，这种小的软组织是否为复发性疾病尚不清楚。随后的 ^{18}F–FDG PET/CT 扫描图像显示代谢活性显著增高；（b）融合图像（黄色箭头所示）；（c）MIP 图像（绿色箭头所示）；（d）PET/CT 扫描中的 CT 图像。

教学要点：^{18}F–FDG PET/CT 是检查复发性结直肠癌非常有用的工具，尤其是在较为罕见的复发部位或手术后解剖结构受到干扰的部位，如本病例所示。

7.16 病例 16：¹⁸F–FDG PET/CT 对结直肠癌复发的敏感性更高

临床资料：男性，71 岁，有乙状结肠癌病史（于 3 年前切除）。CEA 升高，CT 图像显示吻合口复发伴盆腔淋巴结转移（图 7.16a）。此外，¹⁸F–FDG PET/CT 图像显示体积较小却具有 ¹⁸F–FDG 高摄取特性的盆腔外左侧腹主动脉旁淋巴结转移（图 7.16b~d）。因此，该患者不适合再行放射治疗。

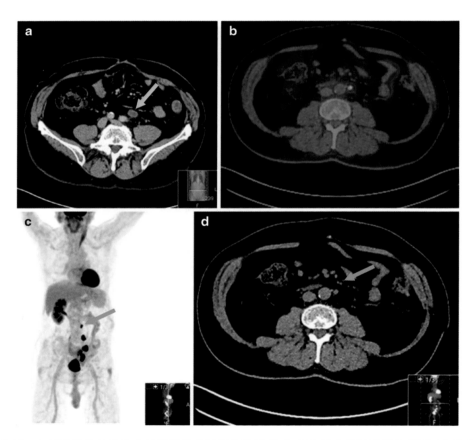

图 7.16 （a)CT 图像显示吻合口和其他盆腔复发性病变，包括左髂总淋巴结转移/复发（黄色箭头所示），但随后的 ¹⁸F–FDG PET/CT 扫描显示 L3 水平盆腔外有一个更小的（约 7mm)腹主动脉旁淋巴结转移（绿色箭头所示)(b~d)。

教学要点：如本病例所示，¹⁸F–FDG PET/CT 在复发性结直肠癌的检查方面具有较高的特异性和敏感性。

7.17 病例 17：结直肠黏液腺癌具有较低的 ¹⁸F-FDG 亲和力

临床资料：男性，46 岁，4 年前患直肠黏液腺癌（T3N2M0），接受化放疗，并考虑接受盆腔切除手术。CT 扫描进行重新分期，结果显示骶前新肿块伴有骨质破坏（图 7.17a，黄色箭头所示），怀疑为肿瘤浸润，但最近的化放疗使这一情况变复杂了。随后的 ¹⁸F-FDG PET/CT 扫描图像显示，该肿块的 ¹⁸F-FDG 亲和力非常低（图 7.17b，绿色箭头所示）。活检证实为黏液腺癌。

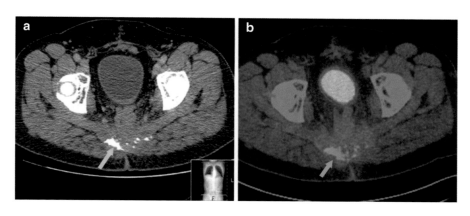

图 7.17

教学要点：黏液性结直肠腺癌的 ¹⁸F-FDG 亲和力较低，因此，应谨慎解读 ¹⁸F-FDG PET/CT 扫描图像。

7.18 病例 18：术后的炎性变化可能会使 ¹⁸F–FDG 摄取持续较长时间

临床资料：男性，40 岁，患有直肠腺癌（切除术后 4 年吻合口复发）。除了已知的吻合口复发（图 7.18c，绿色箭头所示），¹⁸F–FDG PET/CT 扫描图像还显示了左侧乳腺中 ¹⁸F–FDG 高摄取的软组织增厚，边界不清（图 7.18a~c，黄色箭头所示），而这一区域实际上对应于 PET/CT 扫描前 9 周所移除的静脉导管。

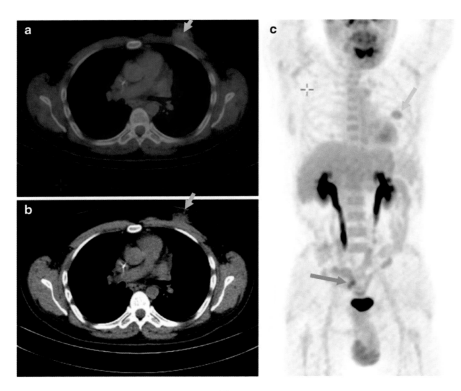

图 7.18

教学要点：术后的炎性变化可能会使 ¹⁸F–FDG 摄取持续较长时间，因此，将影像学发现与临床信息相关联非常重要。尤其如本病例所示，发现了"异常"结果，则在男性患者中发现了左侧乳腺"病变"。

7.19　病例 19：低位直肠癌对新辅助放化疗反应的 MRI 评估

临床资料：男性，48 岁，出现直肠出血。活检结果显示为低位直肠中度分化腺癌。MRI 图像如图 7.19 所示。MDT 建议行放化疗。

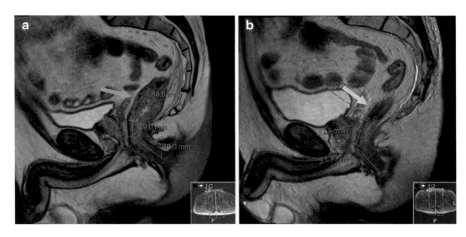

图 7.19　(a) 盆腔 MRI 基线扫描矢状位图像显示直肠下段有一直径约 4.4cm 的环形肿块，下缘比耻骨直肠悬韧带顶部高约 1.9cm（绿色箭头所示，MRI 分期：T2N0Mx）；(b) 放化疗完成后 8 周的相同层面图像显示原发部位有约 1.9cm 的残留瘢痕组织，提示对病变的治疗效果极佳（黄色箭头所示）。

教学要点：与结肠癌不同，新辅助放化疗在低位直肠癌的治疗中起着重要作用。虽然没有影像学证据可以预测明确的病理完全缓解，但 MRI 和 ^{18}F-FDG PET/CT 在评估新辅助放化疗反应方面提供了可靠的信息。

7.20 病例 20：¹⁸F–FDG PET/CT 是一个用于评估结直肠癌对化疗或放疗反应的非常有用的工具

临床资料：男性，50 岁，局部晚期直肠窦印戒细胞癌。¹⁸F–FDG PET/CT 图像（图7.20a）显示乙状结肠原发灶（黄色箭头所示）和直肠系膜多个淋巴结转移（绿色箭头所示）有明显的 ¹⁸F–FDG 摄取。在放化疗后进行的 ¹⁸F–FDG PET/CT 扫描图像显示原发病灶对治疗出现部分反应（图 7.20b，黄色箭头所示），而以前的 ¹⁸F–FDG 摄取淋巴结转移已基本得到解决。

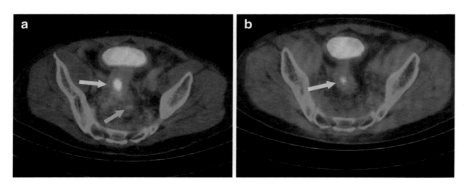

图 7.20

教学要点：¹⁸F–FDG PET/CT 是评估结直肠癌治疗效果的一个非常有用的工具。虽然较低的残余 ¹⁸F–FDG 摄取可能代表较小的残留活性肿瘤或治疗后的炎症过程，但局部的较高摄取通常会反映残留的活性疾病，如本病例所示。此外，尽管一些黏液腺癌和印戒细胞癌只能显示出非常低的 ¹⁸F–FDG 亲和力，但有时并非如此，它取决于肿瘤细胞的数量和黏蛋白的含量。如本病例所示，印戒细胞癌就表现出了较高的 ¹⁸F–FDG 亲和力。

索 引